FORTSCHRITTE DER IMMUNITÄTSFORSCHUNG

FORTSCHRITTE DER IMMUNITÄTSFORSCHUNG

HERAUSGEGEBEN VON

PROF. DR. HANS SCHMIDT · WABERN BEI BERN

BAND 6

DAS EIWEISSBILD DES LIQUOR CEREBROSPINALIS
UND SEINE KLINISCHE BEDEUTUNG

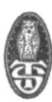

DR. DIETRICH STEINKOPFF VERLAG

DARMSTADT 1965

DAS EIWEISSBILD
DES LIQUOR CEREBROSPINALIS
UND SEINE KLINISCHE BEDEUTUNG

VON

DR. MED. H. W. DELANK

Chefarzt der Neurologischen Klinik
und Poliklinik der Berufsgenossenschaftlichen Krankenanstalten „Bergmannsheil" Bochum

Mit 16 Abbildungen in 19 Einzeldarstellungen und 12 Tabellen

DR. DIETRICH STEINKOPFF VERLAG

DARMSTADT 1965

Alle Rechte vorbehalten

Kein Teil dieses Buches darf in irgendeiner Form
(durch Photokopie, Mikrofilm oder ein anderes Verfahren)
ohne schriftliche Genehmigung des Verlages reproduziert werden

ISBN-13: 978-3-7985-0250-5   e-ISBN-13: 978-3-642-47842-0
DOI: 10.1007/978-3-642-47842-0

Copyright 1965 by Dr. Dietrich Steinkopff Verlag, Darmstadt

Zweck und Ziel der Sammlung

Die vorliegende Monographienreihe verdankt ihre Entstehung der Notwendigkeit, das umfangreiche Handbuch von H. SCHMIDT „*Fortschritte der Serologie*", 2. Auflage (Darmstadt 1955), auf dem laufenden zu halten, zu ergänzen und auszubauen. Die Entwicklung der Forschung weist darauf hin, daß die Probleme der Serologie weitgehend in das größere Gesamtgebiet der Immunitätsforschung hineingreifen.

Die Tatsache einer gewissen Spezialisierung auf Einzelprobleme der gesamten Immunitätsforschung einerseits und die durch die rapide Entwicklung der internationalen Forschungsarbeit andererseits bedingte Unmöglichkeit für den Einzelwissenschaftler, die gesamte vorliegende Weltliteratur und sämtliche internationalen Spezialzeitschriften zu verfolgen, erfordert eine Aufgliederung des Stoffes und seine Darstellung in knappen speziellen und auch einzeln erhältlichen Monographien.

Die Sammlung soll in Anlehnung an die Hauptkapitel der „Fortschritte der Serologie" dieses Standardwerk fortführen und ergänzen durch aktuelle Monographien aus dem Gebiet der *reinen und angewandten Immunitätsforschung*, insbesondere ihrer Teildisziplinen *Serologie, Serochemie, klinische Immunologie, Immunohämatologie* bis hin zu dem *Transplantationsproblem* und den *bakteriologischen, mikrobiologischen* und *serologischen Arbeitsmethoden* und den *Problemen der Bluttransfusion*.

Die Bezieher der Sammlung werden so im Laufe der Jahre eine sich stets ergänzende Übersicht über die Forschungs- und Arbeitsergebnisse der Immunitätsforschung erhalten. Dem vielbeschäftigten Einzelwissenschaftler aber wird zugleich die Möglichkeit geboten, die für seine Arbeit notwendigen speziellen Informationen in bequemer Form zu erhalten.

HERAUSGEBER UND VERLAG

Meinem Vater

und meinen verehrten Lehrern
Richard Duesberg
Carl Lucanus †
Friedrich Mauz
Hans Schmidt

in Dankbarkeit gewidmet

Vorwort

Die vorliegende Arbeit ist aus dem 10jährigen Miterleben einer an Ergebnissen reichen Liquorforschung erwachsen. Da die Begegnung mit diesem so vielschichtig interessanten Forschungsgebiet der Neurologie im klinischen Laboratorium und am Krankenbett stattgefunden hat, konnte und sollte ein „Erlebnisbericht" in der Sprache der Klinik und für die Klinik abgefaßt werden. Die Schnellebigkeit aller Forschung in unserer Zeit bringt es mit sich, daß bereits morgen überholt sein kann, was heute noch als gesicherte Erkenntnis vor uns zu stehen scheint. So ist auch das hier entworfene, heute sich bietende Bild von den Eiweißkörpern im Liquor cerebrospinalis ein wandelbares und wandlungsbedürftiges. Diese Arbeit möge somit nur als ein derzeitiger Orientierungspunkt in einer rasch sich weiterentwickelnden Liquorforschung angesehen werden.

Ein besonderes Bedürfnis ist es mir, an dieser Stelle meinem hochverehrten Lehrer, Herrn Professor Dr. Dr. h. c. Hans Schmidt zu danken, der die Anregung zu dieser Arbeit gegeben und ihr Wachsen mit stets wachem und kritischem Interesse begleitet hat.

Fräulein M. Th. Wrede, meiner langjährigen Mitarbeiterin im klinischen Labor gebührt für ihre treue Hilfe ebenfalls besonderer Dank, den ich mit dem Wunsche auf weitere Jahre harmonischer Zusammenarbeit verbinden möchte.

Last not least mein Dank an dieser Stelle Herrn Dr. Steinkopff und seinem Verlage, der mit stets einfühlendem Verständnis für meine Wünsche die Drucklegung dieser Arbeit ermöglichte.

Bochum, Frühjahr 1965

H. W. Delank

Inhaltsverzeichnis

Zweck und Ziel der Sammlung V
Vorwort IX
Verzeichnis der Abkürzungen XII

A. Einleitung 1

B. Das physiologische Liquoreiweißbild 3

   1. Bausteine der Liquoreiweißkörper 3
   2. Der Gesamt-Eiweißgehalt des Liquor cerebrospinalis 6
   3. Das Globulin: Albumin-Verhältnis im Liquor cerebrospinalis 9
   4. Die Liquorproteine in den Kolloidreaktionen 10
   5. Die Liquorproteine und die Reduktionszeit 13
   6. Die Liquorproteine in der Elektrophorese 14
      a) Die Liquorlipoproteide in der Elektrophorese 20
      b) Die Liquorglykoproteide in der Elektrophorese 22
   7. Die Liquorproteine in der Ultrazentrifuge 24
   8. Die Liquorproteine in der Absorptionsspektroskopie 26
   9. Die Liquorproteine in der Polarographie 28
  10. Die Liquorproteine in der Immunoelektrophorese 29
  11. Enzymproteine im Liquor 35

C. Das pathologische Liquoreiweißbild 44

   1. Begriffsbestimmungen und -erläuterungen 44
      a) Liquoreuproteinose 44
      b) Liquordysproteinose 45
      c) Liquorbegleitdysproteinose 47
      d) Dissoziationssyndrome 47

2. Funktionell-genetische Deutung pathologischer Liquoreiweißbilder 51
   a) Sekretionsabhängige Liquoreiweißveränderungen 52
   b) Resorptionsabhängige Liquoreiweißveränderungen 53
   c) Transsudationsabhängige Liquoreiweißveränderungen 54

3. Liquordysproteinosen bei verschiedenen Krankheitsbildern 58
   a) Das Liquoreiweißbild bei entzündlichen Erkrankungen des
      Nervensystems 58
      α) Das Liquoreiweißbild bei Meningitiden 60
      β) Das Liquoreiweißbild bei Enzephalitiden 62
      γ) Das Liquoreiweißbild bei Myelitiden und Radiculoneuritiden 64
   b) Das Liquoreiweißbild bei neuroluischen Erkrankungen 67
      α) Das Liquoreiweißbild bei Lues cerebrospinalis 69
      β) Das Liquoreiweißbild bei progressiver Paralyse 70
      γ) Das Liquoreiweißbild bei Tabes dorsalis 70
   c) Das Liquoreiweißbild bei Encephalomyelitis disseminata 72
   d) Das Liquoreiweißbild bei Tumoren des zentralen Nervensystems 75
   e) Das Liquoreiweißbild bei zerebrovaskulären Erkrankungen 77
   f) Das Liquoreiweißbild bei degenerativen Erkrankungen des zentralen
      Nervensystems 79
   g) Das Liquoreiweißbild bei traumatischen Schädigungen des zentralen
      Nervensystems 80
   h) Das Liquoreiweißbild bei zerebralorganischen Anfällen 81
   i) Das Liquoreiweißbild bei Psychosen 82

4. Schematische Übersicht über häufige Liquoreiweißbilder bei verschiedenen
   Krankheitsgruppen 85

Autorenverzeichnis 92
Sachverzeichnis 96

Abkürzungen

EEG = Elektroenzephalogramm
GOT = Glutamat-Oxalacetat-Transaminase
GPT = Glutamat-Pyruvat-Transaminase
INH = Isonikotinsäurehydrazid
IR- = Infra-Rot-(Spektrum)
KH = Kohlenhydrate
LDH = Laktatdehydrogenase
LDL = Low Density Lipoproteins
MDH = Malatdehydrogenase
MS = Multiple Sklerose
PHI = Phosphohexoseisomerase
RZ = Reduktionszeit
SCR = Salzsäure-Kollargol-Reaktion
TPJ = Treponema pallidum Immobilisierungstest
UV- = Ultra-Violett-(Spektrum)
ZNS = Zentralnervensystem

A. Einleitung

Angeregt durch die Bluteiweißforschung und gestützt auf neuere physiko-chemische Untersuchungsmethoden hat auch die Liquoreiweißforschung in den letzten 20 Jahren beachtliche Fortschritte erzielen können. Wenn auch die funktionellen Aufgaben des Liquor cerebrospinalis im Organismus heute geringer denn je eingeschätzt werden und erneut die Vorstellung von der ausschließlichen „Schlammfangfunktion" der Liquorräume diskutiert wird, ist es neben der Liquorzytologie vor allem der Liquorproteinforschung zu verdanken, daß die Zerebrospinalflüssigkeit heute dennoch in einem zentralen Blickfeld der klinischen Neurochemie steht.

Verständlicherweise richtet sich das klinische Interesse insbesondere auf die Frage, inwieweit die Fülle der nunmehr gewonnenen Kenntnisse über die Liquoreiweißkörper geeignet ist, pathophysiologische Vorstellungen zu erweitern oder sogar diagnostische Möglichkeiten zu eröffnen. Dem Bemühen, hierauf Antworten zu finden, ist die vorliegende Arbeit erwachsen. So ist zunächst versucht worden, die schon heute nur noch schwer zu überschauenden Ergebnisse der Liquoreiweißforschung des letzten Dezeniums unter klinischen Gesichtspunkten elektiv zu ordnen, wobei schon im Hinblick auf den gesteckten Rahmen der Arbeit auf eine lückenlose Erfassung aller einschlägigen Literatur verzichtet werden mußte. Obwohl hier also eine gewisse Auswahl getroffen werden mußte, darf dennoch angenommen werden, daß die für die Klinik wesentlichsten Erkenntnisse, welche die Liquorproteinforschung bisher erbracht hat, Berücksichtigung gefunden haben.

Ferner hat das Bemühen bestanden, die referierten Forschungsergebnisse, sofern eigene klinische Erfahrungen vorlagen, zu diskutieren und vor allem einer funktionell genetischen Deutung zuzuführen, so wie sie seit KAFKA gefordert und geübt wird.

Im ersten Teil der Arbeit sollte ein Überblick über die methodischen Möglichkeiten zur Erfassung der im Liquor cerebrospinalis anzutreffenden Eiweißkörper gegeben werden. Bewußt wurde dabei auf eine eingehende Beschreibung einzelner Methoden verzichtet und lediglich für den labortechnisch Interessierten auf Literaturstellen verwiesen. Wesentlicher erschien, das jeweilige Prinzip der verschiedenen Methoden und den hierin begründeten bzw. hierdurch begrenzten Aussagewert der einzelnen Liquorbefunde darzulegen. Darüber hinaus wurde versucht, unsere derzeitigen, mit diesen Untersuchungsmethoden gewonnenen Vorstellungen von der Beschaffenheit der Liquorproteine zu entwickeln. Hier konnte vor allem deutlich werden, daß die großen offenen Fragen der Liquoreiweißforschung heute wie vor 20 Jahren noch weitgehend auf ihre Beantwortung harren. Die Fragen nach der Herkunft, Bildung und physiologischen Bedeutung der Liquorproteine können heute zwar präziser und definierter als einst gestellt werden, sind aber dennoch im wesentlichen als unbeantwortet anzusehen. Bei kritischer Betrachtung der neueren Grundlagenerkenntnisse auf dem Gebiet der Liquoreiweißforschung ergibt sich, daß vorwiegend nur unspezifische Eigenschaften der Liquorproteine auf den bisherigen methodischen Wegen zugänglich sind. Um hier weitere Fortschritte erzielen zu können, wird es aber notwendig werden, den forschenden Blick auf die Spezifität von Bau und Funktion der Liquorproteine zu richten. Methodische

Ansätze möchten wir vor allem in der Immunoelektrophorese, den enzymologischen Untersuchungen und insbesondere allen chemisch-analytischen Verfahren sehen, welche zur Strukturerfassung der Liquorproteine beitragen. Die Frage der Organspezifität der Liquorproteine wird aber von der Liquorforschung allein keine Antwort erhoffen können. Vielmehr erscheint dazu eine Erweiterung des Blickfeldes erforderlich, wozu Probleme des – möglicherweise spezifischen – Eiweißstoffwechsels im zentralen Nervensystem wesentlich mehr als bisher in das forschende Interesse einbezogen werden müssen.

Der zweite Teil der Arbeit hat wiederum klinische Interessen ganz in den Vordergrund gestellt und daher seine Gliederung durch nosologische Einheiten bekommen. Wenn versucht worden ist, schließlich auch schematisch Liquoreiweißbilder bestimmten Krankheitsgruppen zuzuordnen, so muß schon eingangs darauf hingewiesen werden, daß hiermit lediglich für die klinische Bewertung von Liquorbefunden eine Orientierung gegeben werden sollte. Die Gefahren derartiger Vereinfachungen sind offensichtlich, doch darf gehofft werden, daß diesen mit den ausführlicheren Beschreibungen der pathologischen Liquoreiweißbilder weitgehend vorgebeugt wurde.

Wenn es gelungen sein sollte, für die Klinik einen Zugang zu den neueren Ergebnissen der Liquorproteinforschung zu schaffen und eine Interpretationshilfe für Liquoreiweißbefunde zu geben, möchten Aufgabe und Zweck dieser Arbeit als erfüllt angesehen werden.

B. Das physiologische Liquoreiweißbild

1. Bausteine der Liquoreiweißkörper

Die wesentlichen Bausteine aller Eiweißkörper, so auch der Liquoreiweißkörper sind α-Aminosäuren, von denen weit über 20 als Spaltungsprodukte von Proteinmolekülen identifiziert werden konnten (9). Stereochemisch gehören alle physiologischen α-Aminosäuren in die L-Reihe. Eine säureamidartige Verknüpfung einer Vielzahl von Aminosäuren führt zu Polypeptidketten, den eigentlichen Grundelementen der Eiweißkörper. Innerer Aufbau und räumliche Anordnung dieser Polypeptidketten bestimmen die Struktur der Proteine (25). Wie bei den Serumeiweißkörpern erfolgt die Biosynthese aller Liquorproteine intrazellulär und zwar nach einem vererbten „Bauplan", welcher im Desoxyribonucleinsäureanteil der Chromosomen verankert ist.

Neben den im Eiweiß gebundenen Aminosäuren sind im Liquor – ähnlich wie im Serum – Aminosäuren auch frei anzutreffen, allerdings nur in sehr geringen Mengen. Erst die Papierchromatographie (3, 11, 12) hat es ermöglicht, auch kleinste Mengen von *freien Aminosäuren* im Liquor darzustellen. Auf Grund von Liquoraminosäurenchromatogrammen gilt das Vorkommen folgender freier Aminosäuren im Liquor als gesichert:

1. Aliphatische Aminosäuren:
   Alanin, Arginin, Asparaginsäure, Glutaminsäure, Leucin, Isoleucin, Lysin, Methionin, Serin, Threonin, Valin, Ornithin, Gykokoll, Taurin,
2. Aromatische Aminosäuren:
   Phenylalanin, Histidin, Tryptophan, Tyrosin.

Bei Vergleich mit dem Serum ist die absolute Konzentration der freien Aminosäuren im Liquor wesentlich geringer. Der Liquor-Normal-Wert beträgt für die meisten Aminosäuren nur etwa $1/10$ des Serum-Wertes und liegt unterschiedlich zwischen 0,1–0,6 mg%. Bei Berücksichtigung des im Vergleich zum Serum geringen Gesamteiweißgehaltes ist allerdings im Liquor der Anteil der freien Aminosäuren doch erheblich höher als im Serum. Hieraus wurde ein Hinweis auf den intensiveren Eiweißstoffwechsel im Zentralnervensystem hergeleitet (11).

Auffällig soll im normalen Liquor das Fehlen von Cystin sein, welches neben Methionin die wichtigste schwefelhaltige Aminosäure mit biologischer Bedeutung ist (14). Besonders hervorzuheben ist die hohe Glutaminsäure-(Glutamin-)Konzentration im Liquor:

Glutamin im Serum 2,7– 8,9 mg%
Glutamin im Liquor 6,8–12,8 mg%.

Quantitative Bestimmungen der Aminosäuren in Serum und Liquor mit Hilfe mikrobiologischer Methoden (die darauf beruhen, daß gewisse Bakterienarten für ihr Wachstum entbehrliche und unentbehrliche Aminosäuren besitzen) haben ferner wahrscheinlich gemacht, daß auch Histidin, Leucin, Isoleucin und Threonin im Liquor quantitativ stärker als im Serum vorhanden sind (16). Die Zerebrogenese dieser Aminosäuren, deren Konzentration und Häufigkeit im normalen Liquor dominieren, wird diskutiert, ist aber noch umstritten (18).

Wenn auch Vorkommen und Verteilung der freien Aminosäuren im Liquor recht konstant zu sein scheinen und Änderungen der Liquoraminosäurenchromatogramme unter verschiedenen pathologischen Verhältnissen zu beobachten sind (8, 18, 22, 24), so haben dennoch die Liquoraminosäuren bisher keine nennenswerte klinisch-diagnostische Bedeutung erlangt.

Neben einfachen, lediglich aus Aminosäuren aufgebauten, Proteinen (z. B. Albumine) finden sich im Liquor auch Proteide, d. h. Eiweißkörper mit gebundenen prosthetischen Gruppen. Zu nennen sind hier vor allem die einen Kohlenhydratanteil enthaltenden Glykoproteide sowie die Lipoproteide, welche zu einem wesentlichen Teil aus Fettsubstanzen (Lipiden) bestehen. In der Kohlenhydratkomponente der *Glykoproteide* sind als einfache Zucker Galaktose, Mannose und Fukose nicht aber Glukose anzutreffen. Wichtige Kohlenhydratbausteine der Glykoproteide sind fernerhin die Hexosamine – das sind die den Aminosäuren nahestehenden Aminozucker Glukosamin und Galaktosamin (Chondrosamin) – und die Neuraminsäure (Sialinsäure). Der unterschiedliche Hexosamingehalt der Glykoproteide, welcher die Fällbarkeit der Eiweißkörper durch Alkohol beeinflußt, hat Veranlassung zu einer Aufteilung dieser Substanzen gegeben:

a) Glykoproteide (im engeren Sinne): mit weniger als 4% Hexosamin
b) Mucoproteide: mit mehr als 4% Hexosamin.

Da jedoch kein qualitativer Unterschied zwischen der Kohlenhydratgruppe der Glykoproteide und der der Mucoproteide besteht, kommt dieser Differenzierung keine wesentliche Bedeutung zu (25).

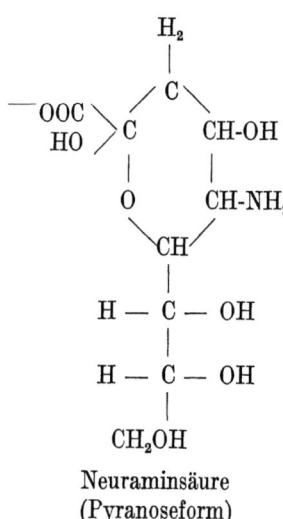

Neuraminsäure
(Pyranoseform)

Die Neuraminsäure, der zuletzt entdeckte Baustein der Glykoproteide, scheint für deren physikalisch-chemische Eigenschaften besondere Bedeutung zu haben. Infolge ihres sauren Charakters beeinflußt sie in hohem Maße die Ladung der Glykoproteide und damit deren Mobilität in der Elektrophorese. Wird aus neuraminsäurereichen Serumproteiden (z. B. α_1-Seromucoid, Haptoglobin, α_2-Makroglobulin, Transferrin) durch Neuraminidase die Neuraminsäure entfernt, so ergibt sich eine starke Herabsetzung der elektrischen Beweglichkeit dieser Proteine bei unverändert erhaltener Antigenität (20).

Sowohl die Glykoproteide, als auch deren wichtigste Kohlenhydratbausteine (Hexosamine und Neuraminsäure) sind im Liquor in den letzten Jahren näher untersucht worden (2, 4, 13, 15, 16, 23). Als gesichertes Ergebnis der bisherigen Beobachtungen kann festgehalten werden, daß im Vergleich zum Serum ein größerer Prozentsatz der Liquorproteine aus Glykoproteiden besteht und auch der Hexose-Hexosamin- und Neuraminsäuregehalt im Liquor (bezogen auf den Gesamteiweißgehalt) höher als im Serum liegt. Reines Albumin ist wohl auch im Liquor als frei von Kohlenhydraten anzusehen. Wenn trotzdem über einen auffälligen Glykoproteidgehalt der Liquoralbumine berichtet wurde (2), dürften sich diese Beobachtungen vielleicht durch einen bemerkenswerten Hexosamingehalt des Präalbumin erklären (1). Neuraminsäure findet sich weder im Albumin noch im Präalbumin (21), sondern ist in proteingebundener Form zu 90%

bei den α- und β-Globulinen anzutreffen. Veränderungen der Hexosamin- und Neuraminsäurekonzentration im Liquor sind als Ausdruck eines geänderten Glykoproteidanteils im Liquoreiweiß bei einer Reihe von neurologischen Krankheitsbildern zu beobachten und werden vielfach mit einer Störung der Blut-Liquor-Barriere in Zusammenhang gebracht. Doch fehlen hier noch ausreichende klinische Beobachtungen. Von weiteren klinischen Untersuchungen der Glykoproteide und ihrer Bauelemente im Liquor können noch genauere Erkenntnisse, vielleicht auch Einblicke in die zerebrale Stoffwechselsituation erhofft werden.

Lipoproteide sind Peptid-Lipidkomplexe, die im Gegensatz zu den proteinfreien Lipiden sehr gut wasserlöslich sind. Im Blut, in welchem die Lipoproteide normalerweise 8–12% der Gesamtplasmaproteine ausmachen (10), sind sie die Vehikel für den Transport der zirkulierenden Lipide. Bei chemischer Analyse der Lipoproteide hat sich ergeben, daß alle Lipoproteide außer den Proteinen wechselnde Mengen folgender Lipide enthalten: Neutralfett, Fettsäuren, verestertes und unverestertes Cholesterin und Phospholipoide (Lecithin, Cephalin, Sphingomyelin). Die im einzelnen noch nicht aufgeklärte Bindung dieser Lipide an das Eiweiß ist sehr unterschiedlich und bedingt eine unterschiedliche Extrahierbarkeit mit organischen Lösungsmitteln (25). Eine Klassifizierung der Lipoproteide ist abhängig von der Art der angewandten Untersuchungsmethoden, unter welchen vor allem die Elektrophorese und die Ultrazentrifuge für die Erforschung der Lipoproteide Bedeutung erlangt haben. Unsere Kenntnisse über die im Liquor anzutreffenden Lipoproteide sind noch gering und wurden fast ausschließlich durch elektrophoretische Studien gewonnen. Unterschiede zu den Serumlipoproteiden haben sich insofern ergeben, als im normalen Liquor elektrophoretisch nur die phospholipoidreiche $α_1$-Lipoproteidfraktion darstellbar ist. Die $α_2$- und β-Lipoproteidfraktionen des Serums (wegen ihrer geringen Dichte und ihres davon abhängigen Flotationsverhaltens auch „Low Density Lipoproteins" LDL genannt) treten offenbar nur unter pathologischen Verhältnissen im Liquor auf.

Wenn oben erwähnt wurde, daß die Biosynthese aller Liquorproteine intrazellulär erfolgt, ist damit auch gleich zu Anfang die Frage nach dem *Ursprungsort der Liquoreiweißkörper* aufgeworfen. Eine erschöpfende Antwort kann diese Frage, die eine zentrale Bedeutung in der Liquorforschung hat und auch im folgenden immer wieder anklingen wird, bis heute nicht bekommen. Außer Zweifel steht, daß für einen großen Teil der im Liquor anzutreffenden Eiweißkörper eine Identität mit den Serumproteinen erwiesen ist, also zumindest in erheblichem Umfang ein Übertreten von Eiweißkörpern des Serums in den Liquor angenommen werden darf (5, 6, 7, 17). Insbesondere für das Liquoralbumin konnte nachgewiesen werden, daß es unter normalen und pathologischen Bedingungen ausschließlich aus dem Serum stammt. Andererseits haben elektrophoretische, immunologische und enzymatische Untersuchungen der Liquorproteine gewisse serumunabhängige Besonderheiten des Liquoreiweißbildes (auf die in den einzelnen Abschnitten näher eingegangen wird) aufgedeckt, so daß zumindest für einige Liquoreiweißkörper eine „Zerebrogenese" als möglich unterstellt werden muß. Bei der Diskussion über dieses Problem sollte allerdings auch gefragt werden, ob überhaupt eine scharfe Trennung zwischen Organeiweiß und humoralem Eiweiß möglich ist, oder nicht vielmehr das gesamte Körpereiweiß als ein dynamisch fließendes Substrat in einem einheitlichen Eiweißstoffwechsel gesehen werden muß (19).

Literatur

1. Aly, F. W., Biochem. H. **325,** 505 (1954).
2. Bauer, H., Dtsch. Z. Nervenheilk. **175,** 488ff. (1957)
3. Bickel, H., Die Papierchromatographie in der Kinderheilkunde (Stuttgart 1955).
4. Delank, H. W. u. Mitarb., Dtsch. Z. Nervenheilk. **185,** 664ff. (1964).
5. Frick, E., L. Scheid-Seydel, Klin. Wschr. **36,** 857ff. (1958)
6. Frick, E., Klin. Wschr. **37,** 645ff. (1959).
7. Frick, E., Klin. Wschr. **40,** 152ff. (1962)
8. Golysh, N. N. u. Mitarb., Zhur Nevropatol. i. Psikhiatrii im S. S. Korsakova **60,** 1153f. (1960).
9. Greenberg, D. U., Amino-Acids and Proteins. 1. Aufl. (Springfield/Ill. 1951).
10. Jahnke, K. u. W. Scholtan, Die Bluteiweißkörper in der Ultrazentrifuge (Stuttgart 1960).
11. Kazmeier, F., Z. Klin. Mediz. **151,** 101ff. (1953).
12. Knauff, H. G. u. Mitarb., Klin. Wschr. **36,** 739 (1958).
13. Lang, B., Klin. Wschr. **37,** 639ff. (1959).
14. Perry, T. L. u. Mitarb., J. Clin. Invest. **40,** 1363ff. (1961).
15. Quadbeck, G., Kongreß Psych.-Neurolog. Ges. der DDR, Dresden, 17.–19. X. 63.
16. Ross, J. u. Mitarb., Klin. Wschr. **35,** 351ff. (1957).
17. Scheiffarth, F., H. Götz, G. Berg u. H. Hopfensperger, Klin. Wschr. **36,** 678ff. (1958).
18. Schönenberg, H., Der Liquor cerebrospinalis im Kindesalter (Stuttgart 1960).
19. Schmidt, R. M., Kongreß Psych. neurolog. Ges. der DDR, Dresden 17.–19. X. 63.
20. Schultze, H. E., Biochemie der Glykoproteine des menschl. Blutplasma, Proc. Congr. Europ. Soc. Haemat. **8,** 167ff. (1961).
21. Schultze, H. E., M. Schönenberger u. G. Schwick, Biochem. Z. **328,** 267ff. (1956).
22. Spiegel-Adolf, M. Progr. Neurol. Psychiat. **17,** 290ff. (1962).
23. Stary, Z. u. Mitarb., Klin. Wschr. **34,** 900ff. (1956).
24. Terao, T., Psychiat. Neurol. jap. **60,** 2061ff. (1960).
25. Wuhrmann, F. u. H. H. Märki, Dysproteinämien u. Paraproteinämien (Basel/Stuttgart 1963).

2. Der Gesamt-Eiweißgehalt des Liquor cerebrospinalis

Das Gesamt aller Eiweißkörper im Liquor ergibt seinen Gesamteiweis- oder Totalprotein-Gehalt. Eine Vielzahl von Methoden zur Bestimmung des Eiweißgehaltes im Liquor hat in den vergangenen Jahrzehnten Eingang in die Klinik gefunden. Wenn sich bisher keine Methode dominierend hat durchsetzen können, so ergibt sich aus dieser Tatsache, daß kein Bestimmungsverfahren allen klinischen Ansprüchen erschöpfend gerecht wird. Jedes klinische Laboratorium muß, seinen Aufgaben entsprechend, einige wenige Methoden auswählen und mit diesen durch eigene Erfahrung vertraut zu werden versuchen.

Die folgende Tabelle soll zunächst einen orientierenden Überblick über besonders gebräuchliche Methoden zur Liquoreiweißbestimmung geben, wobei in herkömmlicher Weise die gröberen qualitativen Eiweißbestimmungen von den exakteren quantitativen Verfahren getrennt sind:

Tab. 1. *Methoden zur Bestimmung des Eiweißgehaltes im Liquor*

I. *Qualitative Methoden:*
   a) PANDY-Reaktion (6, 10)
   b) NONNE-APELT-SCHUMANN-Reaktion (6, 10)
   c) WEICHBRODT-Reaktion (6, 10)
   d) HELLERsche Ringprobe (10)

II. *Quantitative Methoden:*
   a) Mikro-KJELDAHL-Methode nach ABELIN (1)
   b) Volumetrische Methoden: Methode nach NISSL (6)
                                         Methode nach KAFKA-SAMSON (6, 10)
   c) Nephelometrische Methoden: Methode nach CARTER (5)
                                         Methode nach HEEPE (11)
   d) Kolorimetrische Methoden: Biuret-Methode (2, 12)
                                         Cu-Folin-Methode (18, 19, 20)
                                         Methode nach EDERLE (8)
                                         Methode nach STEGER (22)
                                         Methode nach FÜHR-HINZ (9)

Bei den *qualitativen Methoden* wird das Liquoreiweiß durch verschiedene Fällungsreagenzien (Carbolsäure, Sublimat, Ammonsulfat, Salpetersäure) ausgefällt und die dadurch entstehende Trübung beobachtet. Diese Verfahren besitzen lediglich einen grob orientierenden Aussagewert. Während die NONNE- und die WEICHBRODT-Reaktion vorwiegend Globulinreaktionen sind, werden bei der PANDY-Reaktion neben den Globulinen auch die Albumine zu einem großen Teil erfaßt. Bei der HELLERschen Probe hingegen sollen vornehmlich Albumine den positiven Ausfall bedingen.

Methodisch schwieriger, aber auch von größerem klinischen Wert sind die *quantitativen Methoden* der Liquoreiweißbestimmung. So muß als genauestes Verfahren die quantitativ-chemische Stickstoffbestimmung nach der Mikro-KJELDAHL-Methode gelten (1). Wegen der großen technischen Schwierigkeiten hat diese Methode jedoch keine klinisch-praktische Bedeutung erlangt.

Zu den auch heute noch gebräuchlichsten Verfahren zählen die *volumetrischen Methoden*, insbesondere die Methode nach KAFKA-SAMSON (6). Im Prinzip handelt es sich hierbei um eine Volumenmessung des bei verschiedenen Eiweißfällungen erzielten Niederschlags in geeichten Röhrchen (sogenannten NISSL- oder KAFKA-Röhrchen). Ohne Zweifel besitzt dieses Verfahren zahlreiche Fehlermöglichkeiten. Hier sind vor allem zu nennen: Ablesefehler und Verwendung ungeeichter Röhrchen. Auch kommt es insbesondere bei geringen Eiweißkonzentrationen nur zu einer ungenügenden Fällung der Globuline. Schließlich liegt der Eiweißquotient (d. h. das Verhältnis Globulin : Albumin), der sich bei der KAFKA-Methode ergibt, infolge eines zu hohen Albuminwertes unecht niedrig. Dennoch hat die KAFKA-Methode sich in der Klinik ihren festen Platz erworben und sicherlich zu Recht auch behauptet. Erforderlich ist lediglich, daß die methodischen Grenzen bei der klinischen Bewertung der erhobenen Befunde nicht verkannt werden. Um der Gefahr einer falschen Interpretation der KAFKA-Eiweißwerte vorzubeugen, sollte man sich auch begnügen, die ermittelten Werte in Teilstrichen und nicht in umgerechneten mg%-Werten anzugeben, da eine Gleichsetzung 1 Teilstrich = 24 mg% nur mäßige Genauigkeit besitzt.

Bei den *nephelometrischen Methoden* wird das Liquoreiweiß mit einem Eiweißfällungsmittel (z. B. Sulfosalicylsäure, Ferrocyankali, Essigsäure) ausgefällt. Die Intensität der dabei auftretenden Trübung wird quantitativ in einem optischen System gemessen und dann auf Grund von Eichkurven die dem Trübungswert entsprechende Eiweißkonzentration ermittelt. Wegen ihres geringen Aufwandes haben diese Methoden in vielen klinischen Laboratorien Verwendung gefunden.

Den *kolorimetrischen Methoden* zur Liquoreiweißbestimmung liegt im Prinzip eine lichtelektrische Messung bestimmter Farbreaktionen zugrunde. Unter diesen Farbreaktionen, zu welchen die Liquoreiweißkörper oder deren Spaltungsprodukte gebracht werden, hat vor allem die Biuretreaktion – eine Farbkomplexverbindung zwischen alkalischen Kupfersalzen und Peptiden – Beachtung gefunden. Es hat sich gezeigt, daß die Biuretmethode als kolorimetrisches Verfahren zur Gesamteiweißbestimmung im Liquor neben geringen technischen Schwierigkeiten den Vorteil besonderer Stabilität und Genauigkeit besitzt. Dennoch hat sich diese Methode im klinischen Routinelabor nicht durchsetzen können, da die mit ihr bei physiologischen Verhältnissen erhaltenen Eiweißwerte wesentlich (z. T. um 40%) höher liegen als die mit den kjeldahlmetrischen, volumetrischen und nephelometrischen Methoden gemessenen Werte, demzufolge ein Vergleich mit methodisch anders gewonnenen Eiweißwerten erschwert ist. Bei genaueren Untersuchungen durch fraktionierte Fällung (3) konnte nachgewiesen werden, daß diese „Biuret-Differenz" im Liquor durch eine schwer fällbare kohlenhydrat- und glukosaminreiche Eiweißfraktion, die der Gruppe der Mucoproteide zugeordnet werden kann, bedingt ist. Für wissenschaftlich exakte Messungen von Eiweißkonzentrationen im Liquor kann zumindest in Ergänzung zu anderen Verfahren kaum auf die Biuret-Methode verzichtet werden.

Ein größeres klinisches Interesse unter den kolorimetrischen Methoden hat die Cu-Folin-Methode gewonnen (19), mit welcher in guter Übereinstimmung mit den anderen Verfahren ein normaler Eiweißgehalt im Lumballiquor von 17–34 mg% ermittelt wurde.

Diese Vielzahl von gebräuchlichen Untersuchungsverfahren macht zunächst schon verständlich, daß die in der Literatur zu findenden Angaben über den normalen Eiweißgehalt des Liquors stark schwanken. So werden die oberen Grenzwerte der physiologischen Liquoreiweißkonzentration zwischen 24 und 46 mg% angegeben (2). Die Mehrzahl der klinischen Laboratorien, die vorwiegend mit der volumetrischen Methode nach KAFKA arbeitet, gibt jedoch engere Grenzen an, die sich nach oben bei 1,2 Teilstrichen (= 28,8 mg%) bewegen. Das Interesse an absoluten Eiweißkonzentrationen im normalen Liquor ist aber schließlich aus klinischer Sicht gering. Erforderlich ist vielmehr, daß jedes Liquorlabor rein empirisch für die von ihm gewählten und geübten Untersuchungsmethoden die physiologischen Grenzwerte ermittelt. Diese Grenzwerte geben dann den Maßstab, mit welchem Einzelwerte sich ohne Schwierigkeit in ihrer Bedeutung einordnen lassen.

Neben einer Abhängigkeit des Liquoreiweißwertes von der Untersuchungsmethodik ist bei der Bewertung des Gesamteiweißgehaltes auch die Art der Liquorgewinnung zu berücksichtigen, da die Eiweißkonzentration im Liquor physiologisch von zisternal nach lumbal zunimmt (4, 15, 21). Dieser kraniokaudale Anstieg des Eiweißgehaltes, der im normalen Liquor etwa 15–20% beträgt, beruht neben einem leichten γ-Globulinzuwachs vorwiegend auf einer Zunahme der Albumine im lumbalen Liquor (21). Es wird vermutet, daß ein selektiver Filtrationseffekt mit dem Eindiffundieren von kleindispersen Eiweißkörpern des Serums in die kaudalen Liquorräume diesen Unterschied bedingt.

Eine vermutete Abhängigkeit des Liquoreiweißgehaltes von Alter und Geschlecht (13) hat sich bei genaueren Untersuchungen ohne statistische Signifikanz erwiesen (7, 19, 23), obwohl in jüngeren Altersgruppen bei Männern offenbar häufiger obere Eiweißgrenzwerte anzutreffen sind als bei Frauen.

Wenn auch unter pathologischen Verhältnissen vor allem Erhöhungen der Liquoreiweißkonzentration Beachtung verdienen, so kann aber nicht unerwähnt bleiben, daß es auch eine krankheitsbedingte Verminderung des Gesamtproteingehaltes im Liquor gibt. Allerdings liegt die untere Normgrenze des Gesamt-Eiweißwertes im Liquor noch weniger fest als seine obere. Nach unseren Erfahrungen können Werte unter 0,6 Teilstrichen = 14,4 mg% KAFKA als außerhalb des Normbereiches liegend gewertet werden.

Zu betonen bliebe noch, daß alle methodischen Fortschritte in der Liquoreiweißanalyse die hier besprochenen älteren Verfahren der qualitativen und quantitativen Bestimmungen des Gesamtproteingehaltes im Liquor keineswegs verdrängt haben, sondern nur als eine Ergänzung zu betrachten sind. Eine Gesamt-Eiweiß-Bestimmung gehört unverändert zu den klinischen Liquor-Routine-Untersuchungen.

Literatur

1. ABELIN, J., Schweiz. med. Wschr. **73,** 332 (1943).
2. BAUER, H. u. I. ANGELSTEIN, Klin. Wschr. **30,** 277 (1952).
3. BAUER, H., Dtsch. Z. Nervenheilk. **176,** 126 ff. (1957).
4. BETZ, K. u. H. KOCH, Med. Klin. **44,** 1470 (1949)
5. CARTER, E., zit. nach SCHÖNENBERG, H., Der Liquor cerebrospinalis im Kindesalter (Stuttgart 1960).
6. DEMME, H., Die Liquordiagnostik in Klinik und Praxis. II. Aufl. (München-Berlin 1950).
7. DENCKER, S. J., 2. Liquor-Kolloquium 4.–6. 7. 1963 in Münster (Westf.).
8. EDERLE, W., Dtsch. Med. Wschr. **74,** 1411 (1949).
9. FÜHR, J. und O. S. HINZ, Klin. Wschr. **31,** 153 (1953).
10. HALLMANN, L., Klinische Chemie und Mikroskopie (Leipzig 1954).
11. HEEPE, F., H. KARTE und E. LAMBRECHT, Z. Kinderheilk. **69,** 331 (1951).
12. HINSBERG, K. und J. GLEISS, Klin. Wschr. **28,** 44 (1950).
13. IZIKOWITZ, S., Diss. Stockholm 1941, (Göteborg 1941).
14. KAFKA, V. und K. SAMSON, Z. ges. Neurol. Psychiatr. **115,** 85 (1928).
15. KLIMKE, W., Med. Klin. **42,** 457 (1947).
16. KLIMKE, W., Med. Klin. **43,** 250 (1948).
17. LINDEMEYER, E., Mschr. Psychiatr. **109,** 57 (1944).
18. LOWRY, O. H., N. J. ROSEBROUGH, A. L. FARR und R. J. RAUDALL, J. biol. Chem. **193,** 265 (1951).
19. RIEDER, H. P., u. R. WÜTHRICH, Klin. Wschr. **40,** 1070 ff. (1962).
20. RIEDER, H. P., Clin. chim. Acta **4,** 733 (1959).
21. SCHMIDT, C. und H. MATIAR, Dtsch. Z. Nervenheilk. **174,** 443 (1956).
22. STEGER, J., zit. nach SCHÖNENBERG, H., Der Liquor cerebrospinalis im Kindesalter (Stuttgart 1960).
23. WÜTHRICH, R. und H. P. RIEDER, Vortrag: 2. Liquor-Kolloquium 4.–6. 7. 1963 in Münster (Westf.).

3. Das Globulin: Albumin-Verhältnis im Liquor cerebrospinalis

Mit Einführung der volumetrischen Eiweißmessungen im Liquor, vor allem der KAFKA-Methode, ist die diagnostische Bedeutung der „Eiweißrelation" (KAFKA), d. h. des Verhältnisses der Globuline : Albumine, herausgestellt worden. Als beachtenswert erschien insbesondere, daß dieser Eiweißquotient im normalen Liquor (etwa 0,24; Grenzwerte werden mit 0,15–0,4 angegeben) deutlich niedriger liegt als im Serum (etwa 1,25 kjeldahlometrisch nach Na-Sulfataussalzung nach HOWE). Hieraus wurde gefolgert, daß unter physiologischen Bedingungen der Albuminanteil am Gesamteiweiß im Liquor wesentlich größer sei als im Serum. Als später eine elektrophoretische Differenzierung der Albumine und Globuline möglich wurde, zeigte sich jedoch, daß das Albumin-Globulin-Verhältnis im Serum (1,5) sich nur unwesentlich von dem im Liquor (etwa 1,3) unterscheidet (4, 5). Weitere Untersuchungen (6) deckten dann auf, daß bei den Aussalzungsmethoden die kolloide Löslichkeit der Globuline eine umgekehrt proportionale Abhängigkeit von der Eiweißkonzentration hat, also der im relativ eiweißarmen Liquor mit diesen Methoden ermittelte Globulinwert zu niedrig liegt. Ferner konnte mit Hilfe von Elektrophoreseuntersuchungen gezeigt werden (2), daß die bei der KAFKA-Methode geübte Fällung der Liquorglobuline durch gesättigte Ammonsulfatlösung nicht nur unvollständig ist, sondern auch nicht ausschließlich Globuline betrifft, d. h. daß keine exakte Trennung des Globulinanteils vom Albumin erfolgt. Bei der KAFKAschen Aussalzungsmethode verbleibt somit ein Teil der Globulin-Fraktionen beim Albumin und ein Teil der Albumine kann bei der Globulin-Fällung mitgerissen werden. Am vollständigsten erfolgt im allgemeinen die Fällung des γ-Globulins. Genaue Regeln über die Art und den Umfang der Fällung konnten jedoch bisher nicht aufgestellt werden. Es darf somit – insbesondere auch nach Vergleich mit der klassischen KJELDAHL-Methode (2) – als erwiesen gelten, daß die elektrophoretischen Untersuchungsverfahren das Globulin-Albumin-Verhältnis im Liquor wesentlich echter ermitteln als der KAFKA-Quotient. Dieser ist umso ungenauer, je geringer der Gesamt-Eiweißwert – also vor allem bei normalem Eiweißgehalt – ist. Nur bei hohen pathologischen Eiweißvermehrungen kann der KAFKA-Quotient noch einen gewissen Aussagewert besitzen.

Für die Klinik ist zu folgern, daß heute dem sogenannten Eiweißquotienten nach KAFKA keine wesentliche Bedeutung mehr zukommt, insbesondere dort nicht, wo die Möglichkeit zu elektrophoretischer Differenzierung der Liquorproteine besteht.

Literatur

1. HOWE, P. E., J. biol. Chem. **49**, 93 ff. (1921).
2. JANZ, H. und Mitarb., Fortschr. Neurol. Psychiat. **30**, 80 ff. (1962).
3. KAFKA, V., Nord. med. **27**, 1740 (1945).
4. MUMENTHALER, H. und Mitarb., Klin. Wschr. **35**, 1 (1957).
5. PLÜCKTHUN, H. und Mitarb., Z. Kinderheilk. **72**, 521 (1953).
6. SCHNEIDER, G. und Mitarb., Scand. J. Clin. Lab. Invest. **3**, 145 ff. (1951).

4. Die Liquorproteine in den Kolloidreaktionen

Im Prinzip beruhen die Kolloidreaktionen auf der Möglichkeit, die Stabilität eines kolloiddispersen Sols durch Hinzufügen eines zweiten Sols (Liquor) zu verändern. Bestimmte Eigenschaften des zweiten Sols sind in der Lage, das feindisperse erste Sol in einen grobdispersen Zustand zu überführen und damit zur Ausfällung zu bringen. Diese Eigenschaften des zweiten Sols, also des Liquors, werden in einer Verdünnungsreihe geprüft. Die meisten Kolloidreaktionen sind so eingestellt, daß der normale Liquor in allen Verdünnungen keine oder nur geringfügige Veränderungen des Sols hervorruft. Seit C. LANGE 1912 als erste Kolloidreaktion die Goldsolreaktion veröffentlichte, ist im Laufe der Jahre eine Vielzahl von ähnlichen Reaktionen entwickelt worden, die sich lediglich durch die Verwendung verschiedener kolloider Reagenzien unterscheiden. Klinisch durchgesetzt haben sich jedoch vorwiegend nur 4 Kolloidreaktionen:

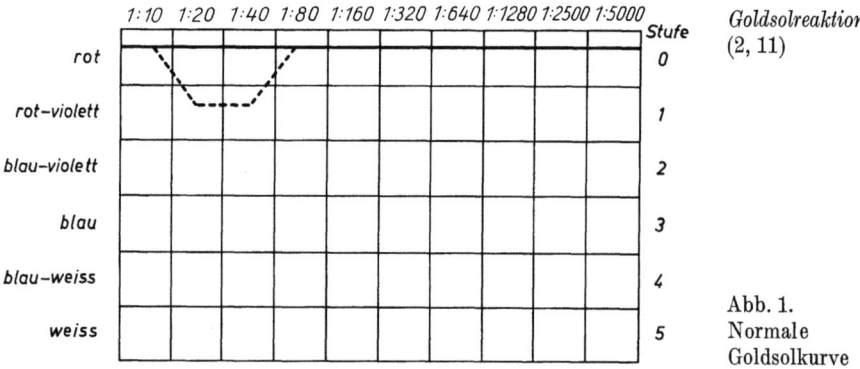

Abb. 1. Normale Goldsolkurve

Goldsolreaktion (2, 11)

4. Die Liquorproteine in den Kolloidreaktionen

Diese älteste Kolloid-Reaktion ist heute wohl am meisten verbreitet. Die purpurrote Farbe des Goldsol wird vom normalen Liquor in allen Verdünnungen nicht oder höchstens in den ersten Röhrchen andeutungsweise verändert. Unter pathologischen Liquoreiweißverhältnissen erfolgt ein Farbumschlag von rot über violett und blau nach weiß. Das Ablesen und Abschätzen dieser Farbumschläge erfordert reichlich Übung und sollte in jedem Labor möglichst in ein und derselben Hand liegen. Durch vergleichende Untersuchungen mit Liquoreiweißelektrophoresen (12) ist bekannt geworden, daß der pathologische Ausfall der Goldsolkurve vorwiegend durch γ-Globuline bedingt wird und diese Empfindlichkeit gegen γ-Globuline größer ist als bei der Mastixreaktion (9). So erklärt sich, daß der pathologische Ausfall der Goldsolkurve nicht von einer Erhöhung des Eiweißgehaltes, sondern von einer bestimmten Qualität, d. h. bestimmten kolloidchemischen Eigenschaften der Liquorglobuline abhängt (4). Ein gelegentlich anzutreffendes divergentes Verhalten zwischen γ-Globulin und Goldsolreaktion (γ-Globulin-Vermehrung ohne pathologische Goldsolreaktion = γ-globulino-kolloide Dissoziation) läßt vermuten, daß qualitativ unterschiedliche Eigenschaften der γ-Globuline für den Ausfall der Goldsolreaktion bestimmend sind (5).

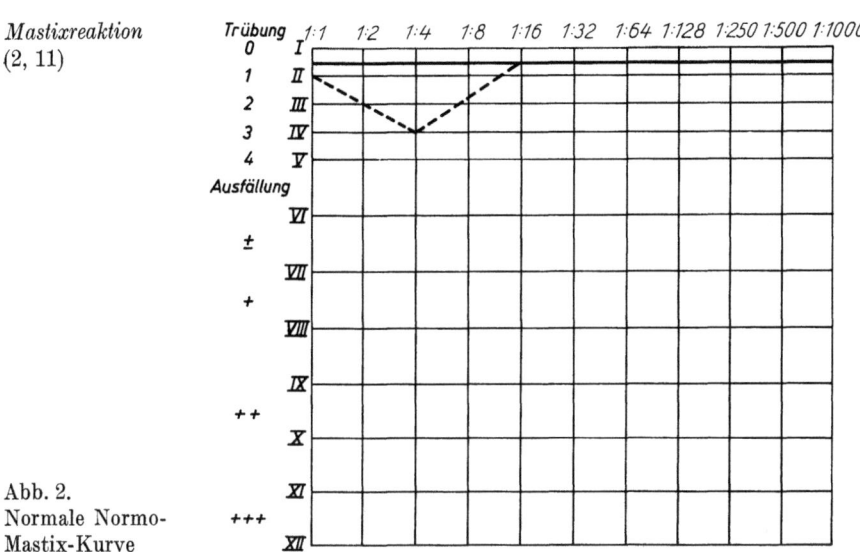

Abb. 2. Normale Normo-Mastix-Kurve

Leichte Trübungen in der Mastix- bzw. Normomastix-Reaktion in den ersten Röhrchen finden sich gewöhnlich auch bei normalem Liquor. Liegt jedoch das Maximum einer Trübung jenseits des 4. Röhrchens oder tritt eine auch noch so geringe Flockung auf, so ist die Mastixkurve als nicht mehr normal zu bewerten. Wichtig ist hier, wie bei allen Kolloidreaktionen, auf eine richtige und konstante Einstellung des Sols zu achten. Gelegentlich weisen verschiedene Chargen der Herstellerfirmen unterschiedliche Empfindlichkeiten des betreffenden Sols auf, wodurch die klinische Bewertung einer Kolloidreaktion erschwert wird. Experimentelle Untersuchungen (10) haben zeigen können, daß die verschiedenen Kurvenbilder der Mastixreaktion im Liquor wahrscheinlich dadurch erzeugt werden, daß die drei wesentlichen Eiweißkörper (Albumine, β- und γ-Globuline) im Liquor in wechselnder Menge vorhanden sind. Albumine entfalten stets und β-Globuline zumindest in hohen Konzentrationen eine sogenannte Schutzwirkung, d. h. Hemmung der Kolloidfällung, während die γ-Globuline meist eine maximale Fällung bewirken. Eine größere Beimengung von β-Globulin zum γ-Globulin im Liquor verschiebt demzufolge die Kolloidausfällungen in der Verdünnungsreihe nach rechts. Als Nachteil des Mastixsol gegenüber dem Goldsol ist seine höhere Empfindlichkeit gegenüber p_H-Wert-Änderungen anzusehen, welche sich in der Verdünnungsreihe, vor allem aber auch im länger aufbewahrten Liquor einstellen.

Salzsäure-Collargol-Reaktion (8, 11)

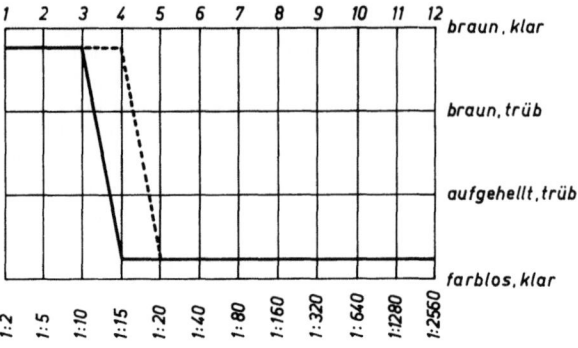

Abb. 3.   Normale Salzsäure-Collargol-Kurve

Bei der 1938 von RIEBELING eingeführten Salzsäure-Collargol-Reaktion ist das Prinzip der übrigen Kolloidreaktionen umgekehrt worden und zwar insofern, als hier die Fähigkeit des Liquors, ein Sol (Collargollösung) vor der fällenden Wirkung von Salzsäure zu schützen, geprüft wird. Da der normale Liquor in der Lage ist, in seinen höheren Konzentrationen das Kolloid vor dem Ausfällen zu schützen, bleiben normalerweise die ersten 3–4 Röhrchen unverändert und nur in den restlichen kommt es zur Ausfällung. Pathologische Liquoren können entweder eine Verlängerung dieser 1. (physiologischen) Schutzzone oder aber das Auftreten einer 2. Schutzzone bei höheren Verdünnungen bewirken. Untersuchungen aus jüngerer Zeit (6) haben – wie zu erwarten gewesen ist – zeigen können, daß der Ausfall der SCR in deutlicher Abhängigkeit zum Gesamteiweißgehalt steht. Unter 20 mg% Gesamteiweißgehalt ist kaum, oberhalb 30 mg% fast immer eine pathologische SCR anzutreffen. Meist geht der pathologische Ausfall der SCR den pathologischen Veränderungen in anderen Kolloidreaktionen parallel. Nur gelegentlich wird bei normaler Goldsolreaktion eine pathologische SCR gesehen und dann von einer ,,kolloiden Dissoziation'' gesprochen (3, 6).

Benzoeharz-Reaktion (2)

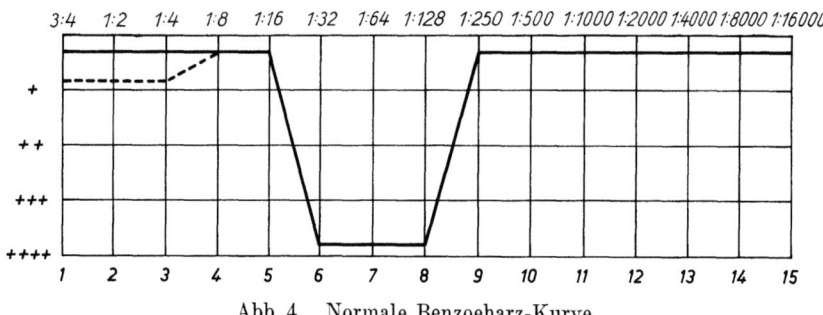

Abb. 4.   Normale Benzoeharz-Kurve

Diese Kolloidreaktion, die vor allem in Frankreich breite Verwendung gefunden hat, ist so eingestellt, daß der normale Liquor eine bestimmte Flockungszone in den Verdünnungen 1 : 32 bis 1 : 128 (Röhrchen 6, 7 und 8) aufweist. Gelegentlich kann sich diese Flockungszone auch noch weiter nach rechts ausdehnen oder auch eine geringe Flockung in den ersten Röhrchen stattfinden.

Da die klinische Erfahrung gezeigt hat, daß es sicherlich keine krankheitsspezifischen Kurvenverläufe bei den Kolloidreaktionen gibt, sollte sich die Befundung auf eine Beschreibung des Kurvenbildes beschränken, also je nach Lokalisation der pathologischen Zacken von Rechts-, Links- oder Mittelkurven verschiedener Intensität gesprochen werden. Früher gebräuchliche Bezeichnungen wie ,,Meningitis-", ,,Lues-" oder ,,Paralyse-Kurven" überschätzen den Aussagewert der Kolloidkurven und sollten heute keine Verwendung mehr finden.

Wenn auch die Erforschung der Hemmungs- bzw. Fällungseigenschaften der elektrophoretischen Eiweißfraktionen wesentlich zur Analyse des Mechanismus der Kolloidreaktionen beigetragen haben, so muß aber betont werden, daß dennoch keine absolute Parallelität zwischen Liquor-Eiweißpherogramm und Kolloidreaktion nachweisbar ist (1, 5). Hieraus ist für die Klinik zu folgern, daß weder die Kolloidkurven durch ein Elektrophoresediagramm noch umgekehrt ersetzbar sind und bei allen differenzierten Liquoreiweißuntersuchungen zumindest eine Kolloidreaktion gefordert werden muß.

Literatur

1. DELANK, H. W., Dtsch. Z. Nervenheilk. **174,** 429 ff. (1956).
2. DEMME, H. Die Liquordiagnostik in Klinik u. Praxis 2. Aufl. (München – Berlin 1950)
3. DUENSING, F., Z. Neur. **171,** 758 (1941).
4. DUENSING, F., Z. Neur. **169,** 471 (1940).
5. HABECK, D., Arch. Psych. u. Z. ges. Neurolog. **197,** 355 ff. (1958).
6. HABECK, D., Dtsch. Z. Nervenheilk. **177,** 309 ff. (1958).
7. LANGE, C., Lumbalpunktion und Liquordiagnostik in Handbuch der spez. Pathologie u. Therapie von KRAUS u. BRUGSCH, Bd. 2 (Berlin 1923).
8. RIEBELING, C., Klin. Wschr. **1938,** 501, 783.
9. SCHEID, K. F. und L. SCHEID, Arch. Psychiat. Nervenkr. **117,** 219 u. 312 u. 621 (1944).
10. SCHEID, K. F., L. SCHEID und W. SCHNEID, Arch. Psych. Nervenkr. **118/179,** 337 (1948).
11. SCHÖNENBERG, H., Der Liquor cerebrospinalis im Kindesalter (Stuttgart 1960).
12. WEBER, J., Arch. Kinderheilk. **155,** 215 (1957).

5. Die Liquorproteine und die Reduktionszeit

Wie die übrigen Körperflüssigkeiten besitzt auch der Liquor die Fähigkeit, Kaliumpermanganat zu reduzieren. Die Zeit, in welcher die Reduktion einer bestimmten $KMNO_4$-Lösung durch eine bestimmte Liquormenge erfolgt, ist die sogenannte Reduktionszeit.

Nach Angaben von RIEBELING (3) werden bei der von FERENCZ entwickelten Methode zur Bestimmung der Reduktionszeit zu 1,0 ml Liquor 0,1 ml einer n/20 $KMNO_4$-Lösung hinzugefügt. Es wird dann die Zeit von der Durchmischung der beiden Flüssigkeiten bis zur Entfärbung der ursprünglich violetten Farbe zu einem klaren Bernsteingelb gemessen. Reduktionszeitwerte, welche unter 20 Minuten liegen, können als sicher pathologisch angesehen werden.

Welche reduzierenden Faktoren im Liquor bei dieser Reduktionsprobe wirksam sind, ist bis heute nicht geklärt. Lediglich empirisch hat diese Methode in der Klinik eine gewisse Bedeutung erlangen können, da sie sehr einfach durchführbar ist und die Intensität der RZ-Verkürzung eine gewisse Parallelität zur Schwere der (meist entzündlichen) Krankheitsvorgänge am zentralen Nervensystem aufzuweisen scheint. Daß aus einer Reihe von reduzierenden Substanzen bei der Reduktionsprobe den Liquorproteinen eine besondere Bedeutung zukommt, steht außer Zweifel (1, 3, 5). Wahrscheinlich ist das reduzierende Agens an die Liquor-Globuline gebunden, da es mit diesen ausfällbar ist. Verständlich ist demzufolge auch eine gewisse, wenn auch nicht strenge Abhängigkeit der RZ-Verkürzung vom Gesamteiweißgehalt des Liquors. Neben den Proteinen enthält der Liquor jedoch auch ohne Zweifel noch weitere reduzierend wirkende Substanzen. Hier ist in jüngerer Zeit vor allem auf die Bedeutung verschiedener Säuren (Ascorbin-, Harn-, Brenztrauben- und Zitronensäure) hingewiesen worden (1). Auch hat sich gezeigt, daß schon kurz nach dem Tode im Liquor, den Eiweißveränderungen vorauslaufend, die RZ eine erhebliche Verkürzung erfährt (2, 4).

Der klinische Wert der Reduktionsprobe ist sicherlich begrenzt. Immerhin läßt sich hiermit ohne nennenswerten Zeit- und Materialaufwand rein empirisch ein gewisser Hinweis für die Floridität eines (entzündlichen) zentralnervösen Krankheitsprozesses gewinnen.

Literatur

1. Ferencz, P., Z. ges. inn. Med. **16,** 68ff. (1961).
2. Habeck, D., Arch. Psych. u. Z. ges. Neurol. **200,** 439ff. (1960).
3. Riebeling, C., Dtsch. med. Wschr. **77,** 1513 (1952).
4. Sümegi, G. und Mitarb., Frankfurt. Z. Path. **41,** 431 (1931).
5. Tepe, H. J. und Mitarb., Dtsch. Kongr. Ges. Neurol. Hamburg 1952.

6. Die Liquorproteine in der Elektrophorese

Die Möglichkeit einer Messung der unterschiedlichen Wanderungsgeschwindigkeit von Eiweißkörpern in einem elektrischen Feld mit der Elektrophorese-Methode nach Tiselius (56, 57) hat nach 1937 in wenigen Jahren die Differenzierung von Serumeiweiß zu einer wertvollen Hilfe in der klinischen Diagnostik werden lassen. Schon kurze Zeit später (1939 durch Hesselvick (24) in Schweden, 1942 durch Kabat (25) in USA und 1944 durch Scheid (50) in Deutschland) erfolgten Versuche, auch die Liquoreiweißkörper elektrophoretisch zu trennen. Technisch jedoch boten sich anfänglich erhebliche Schwierigkeiten, die sich insbesondere aus der im Vergleich zum Serum sehr geringen Eiweißkonzentration im Liquor ergaben. Als erforderlich für eine elektrophoretische Trennung der Liquoreiweißkörper erwies sich alsbald eine vorherige Konzentrierung der Liquorproteine um zwei Größenordnungen. Dieses Problem der Liquoreinengung zur Erzielung einer erforderlichen Eiweißkonzentration hat in der Folgezeit zur Entwicklung einer Vielzahl von Methoden geführt, von denen sich einige wenige klinisch durchgesetzt haben. Den Belangen der Klinik entsprechend sollen im folgenden die heute gebräuchlichsten Liquor-Einengungsmethoden aufgeführt werden:

1. Ultrafiltration gegen Vacuum mit eiweißdichten Kollodiumhülsen nach der Methode von H. J. Mies (35, 52, 55, 59) oder mit Ultrafeinfiltern (55).

2. Ultrafiltration mit Stickstoff-Überdruck durch eiweißdichte Filter (9, 37, 44).
3. Konzentrationsdialyse gegen Dextran (43, 45, 54) oder gegen Kollidon (13, 47).
4. Aceton-Fällung (1, 8).
5. Gefriertrocknung (41).

Es ist verständlich, daß diese sehr unterschiedlichen methodischen Wege zu Liquorkonzentraten verschiedener Qualität führen. Fehlerquellen in unterschiedlicher Ausprägung ergeben sich bei den einzelnen Methoden vor allem durch Eiweißverluste sowie Denaturierung der Eiweißkörper. Hieraus ergibt sich, daß ein Vergleich von Liquoreiweißpherogrammen, welche von methodisch verschieden gewonnenen Liquorkonzentraten hergestellt wurden, nur bedingt möglich ist.

Wenn der Liquor mit einem der genannten Verfahren auf einen Rückstand mit etwa serumähnlichem Eiweißgehalt eingeengt worden ist, erfolgt die elektrophoretische Trennung methodisch in gleicher Weise wie bei der Serumeiweißelektrophorese. Auch hier stehen nun wiederum verschiedene Wege zur Verfügung, die sich im wesentlichen durch Verwendung differenter Medien als Laufbahn für die Eiweißkörper im elektrischen Feld unterscheiden:

I. *Freie Elektrophorese:*

Wie bereits erwähnt, wurden die ersten elektrophoretischen Liquoreiweißuntersuchungen ohne vorausgegangene Einengung mit Hilfe der sogenannten freien Elektrophorese nach TISELIUS durchgeführt. Hierzu wird der Liquor in einem U-Rohr mit einer Pufferlösung überschichtet. Ein konstanter Strom, der an das Rohr gelegt wird, bewirkt ein Wandern der Eiweißkörper mit unterschiedlicher Geschwindigkeit anodenwärts. Nach einer gewissen Zeit haben sich die verschiedenen Eiweißfraktionen voneinander getrennt und werden nach einem schon 1864 von A. TOEPLER angegebenen Prinzip optisch gemessen (31). Die ersten mit der freien Elektrophorese durchgeführten Liquoreiweißtrennungen haben nur sehr unbefriedigende Ergebnisse erbracht. Eine klinische Bedeutung hat die freie Elektrophorese in der Liquordiagnostik nicht erlangt.

II. *Papierelektrophorese:*

Wie bei der Serumeiweißelektrophorese wird heute auch die elektrophoretische Auftrennung der Liquorproteine in den meisten klinischen Laboratorien als Papierelektrophorese durchgeführt und zwar vorwiegend nach der Methode von GRASSMANN und HANNIG (21, 22, 42). Das so gewonnene physiologische (d. h. „normale") Liquoreiweißpherogramm ist wie folgt zu charakterisieren (1, 5, 6, 7, 9, 12, 45, 48, 54):

Abb. 5. Normales Serumproteinogramm

Alb.: 58.0 rel. %
α_1-Glob.: 3.5 rel. %
α_2-Glob.: 9.5 rel. %
β-Glob.: 12.0 rel. %
γ-Glob.: 17.0 rel. %

Abb. 6. Normales Liquorproteinogramm

V-Frakt.: 2.5 rel. %
Alb.: 54.8 rel. %
α_1-Glob.: 6.5 rel. %
α_2-Glob.: 8.8 rel. %
β-Glob.: 14.8 rel. %
τ-Frakt.: 4.3 rel. %
γ-Glob.: 8.3 rel. %

a) Alle Eiweißfraktionen des Serumpherogramms sind auch im Liquorpherogramm wiederzufinden, lediglich in unterschiedlicher prozentualer Verteilung.
b) Bei etwa gleichem Albumin : Globulin-Verhältnis tritt unter den Globulinen im Serum das γ-Globulin, im Liquor aber das β-Globulin als stärkste Fraktion hervor.

Untersuchungen mit ^{131}J-markiertem β-Globulin (14) haben ergeben, daß nur ein verschieden großer Teil der Liquor-β-Globuline aus dem Serum stammt, ein weiterer wesentlicher Teil aber wahrscheinlich als sogenannter „liquoreigener Anteil" in den Liquorräumen gebildet wird. Allerdings bestehen keine festen Beziehungen zwischen der Höhe der elektrophoretischen β-Fraktion und der Höhe des liquoreigenen β-Globulin-Anteils.

c) Bei der papierelektrophoretischen Darstellung sind die einzelnen Proteinfraktionen im Liquor weniger scharf und deutlich abgesetzt als im Serum. Insbesondere geht die α_2-Fraktion häufig weich und fließend in die β-Globulin-Fraktion über. Bisweilen kommt eine 3. α-Globulin-Fraktion und eine Zweigipfligkeit der γ-Globuline im normalen Liquorpherogramm zur Darstellung.
d) Zusätzlich zu den im Serum bekannten Protein-Fraktionen finden sich im Liquorpherogramm als „liquortypische" Fraktionen das Präalbumin (V-Fraktion) und die τ-Fraktion. Als „liquorspezifisch" jedoch – wie anfänglich angenommen wurde – können die beiden Fraktionen nicht betrachtet werden, da es gelungen ist, die V-Fraktion auch im normalen Serum (41) und im Augenkammerwasser (46) nachzuweisen und die τ-Fraktion wohl den β-Globulinen zugeordnet werden muß. Immerhin kann die regelmäßige und ausgeprägte Darstellbarkeit dieser zwei Fraktionen als ein Charakteristikum des Liquoreiweißpherogramms angesehen werden.
e) Bei kraniokaudaler Zunahme des Gesamt-Eiweißgehaltes in den Liquorräumen nimmt umgekehrt die Ausprägung der V-Fraktion im Verlauf der Liquorpassage kontinuierlich ab (15). So ist die V-Fraktion im Ventrikelliquor 2–3 mal größer als im zisternalen Liquor und im lumbalen Liquor noch deutlich geringer als im Zisternenliquor. Auch die β-Globuline liegen im zisternal entnommenen Liquor etwas höher als im Lumballiquor (10, 51).
f) Während Geschlechtsunterschiede im normalen Liquoreiweißpherogramm in signifikanter Ausprägung nicht aufzufinden gewesen sind (11), scheint aber eine gewisse Altersabhängigkeit zu bestehen. Mit zunehmendem Alter, vor allem jenseits des 5. Lebensjahrzehntes ist ein Ansteigen des β-Globulin-Wertes im Liquorpherogramm zu beobachten (10, 23, 33).
g) In der Schwangerschaft lassen sich ähnlich wie im Serum auch im Liquor leichte Verschiebungen (meist Ansteigen) der Globulin-Fraktionen beobachten. Die V-Fraktion des Liquors soll während der Gravidität auffällig niedrig liegen (34).

Methodische Unterschiede und deren vielgestaltige Einflüsse auf das Liquoreiweißpherogramm bedingen die zum Teil erheblich differierenden Normalwerte, welche für die einzelnen Proteinfraktionen angegeben werden. Jedes Liquorlaboratorium wird sich demzufolge seine eigenen Normalwerte erarbeiten müssen. Lediglich zur Orientierung seien aus der Literatur einige wenige Normalwertangaben zusammengestellt:

Tab. 2. *Normalwerte der papierelektrophoretischen Proteinfraktionen im Liquor*

Autor	V-Frakt.	Albumine	α_1-	α_2-	$\beta + \tau$-		γ-	Globuline
ESSER	1,2	56,1	4,7	7,5	24,1		6,4	rel.%
MIES	6,4	53,9	13,5		8,0	6,2	12,0	rel.%
DELANK	1,9	53,4	6,4	8,4	15,8		4,2	9,9 rel.%
BAUER	4,3	62,3	4,9	5,4	8,6	5,9	9,5	rel.%
WESSELMANN	1,2	62,6	5,4	6,0	11,2		14,5	rel.%

Zu betonen bleibt vor allem noch, daß diese mitgeteilten Normalwerte bereits unter physiologischen Verhältnissen erhebliche Variationsbreiten $\left(V\% = \dfrac{\sigma \times 100}{M}\right)$ aufweisen, welche für die einzelnen Fraktionen unterschiedlich bis zu 30% und mehr betragen. Auch diese Variationsbreiten müssen in jedem Laboratorium festgelegt werden und sind unerläßliche Voraussetzung für ein diagnostisches Bewerten von Liquoreiweißpherogrammen.

III. Agarelektrophorese

Auf die Möglichkeit, Agar als Trägermedium für die elektrophoretische Auftrennung von Eiweiß zu verwenden, wurde erstmals 1949 von A. GORDON und Mitarb. (17, 18) hingewiesen. Später wurde die Methode von P. GRABAR (19, 20) ausgebaut und von R. J. WIEME (61, 63, 64) eine Mikromethode der Agarelektrophorese entwickelt. Der prinzipielle Vorteil der Agarelektrophorese ist darin zu sehen, daß das Agargel aus 98,5% Pufferflüssigkeit besteht, so daß die weiten Maschen des Gelnetzes für die Wanderung der Eiweißstoffe kaum eine Behinderung darstellen. Demgegenüber kommt es bei der Papierelektrophorese zu einer nennbaren Adhäsion (bzw. Adsorption) von Protein und insbesondere Lipoprotein an die Trägersubstanz, weshalb die schließlich ermittelte, schnell wandernde Albuminmenge um das adsorbierte Albumin vermindert ist, während gleichzeitig die Werte der langsam wandernden Globuline etwas erhöht sind (62).

Das mit der Agarelektrophorese gewonnene Liquoreiweißpherogramm – in einer ausführlichen Monographie hat kürzlich A. LOWENTHAL die Ergebnisse der Agar-Elektrophorese in der Neurologie (65) zusammengetragen – zeigt folgende Besonderheiten, welche sich insbesondere bei Vergleich mit dem papierelektrophoretischen Eiweißbild ergeben:

a) Alle Proteinfraktionen sind schärfer aufgetrennt als im Papierpherogramm. Darüber hinaus sind in den einzelnen Globulinfraktionen mehrere Unterfraktionen – insbesondere bei pathologisch veränderten Liquoren – zu beobachten (26, 40, 58).

b) Die Albuminwerte liegen höher als bei der Papierelektrophorese. Hierfür ist einmal – wie oben erwähnt – die nicht oder nur belanglose Adhäsion der Proteine an das Agargel, zum andern eine mit zunehmender Eiweißkonzentration ansteigende Farbstoffbindung, die bei der Papierelektrophorese nicht besteht (53), verantwortlich zu machen. Von BAUER (3) werden folgende unterschiedlichen Normalwerte angegeben:

Tab. 3. *Normalwerte der papier- u. agarelektrophoretischen Proteinfraktionen im Liquor*

	V-Fraktion	Albumine	α_1-	α_2-	β-	τ-	γ-Globuline
Liquor-Papierpherogramm	4,3	62,3	4,9	5,4	8,6	5,9	9,5
Liquor-Agarpherogramm	6,6	63,9	9,7		9,6	4,3	5,9

c) Die erforderliche Liquormenge ist insbesondere für die Mikroagarelektrophorese (Objektträgermethode) wesentlich geringer (nur 2–3 ml gegenüber 5–7 ml bei der Papierelektrophorese) (58).
d) Die Trennung der Eiweißkörper ist bereits nach 30–45 Minuten abgeschlossen, während bei der Papierelektrophorese etwa 14 Stunden hierfür erforderlich sind.
e) Die Mobilitäten der einzelnen Fraktionen im Agarmedium sind konstanter als auf Papier (2) und können, gemessen im Vergleich zur Mobilität von Testsubstanzen (Albumin, Makrodex, Siderophilin), zur Charakterisierung einzelner Eiweißfraktionen beitragen (26).
f) Die Agar-Elektrophorese bietet die Grundlage für eine Reihe von immunochemischen und enzymatischen Untersuchungen.

Trotz größerer technischer Schwierigkeiten (Gießen von gleichmäßigen Agarplatten, diffiziles Auftragen des Liquorkonzentrates auf die Agarplatte, besondere Apparaturen zur Auswertung der gefärbten Agarstreifen) hat die Liquor-Agar-Elektrophorese der oben erwähnten Vorzüge wegen in manchen Laboratorien die Papierelektrophorese zwar nicht verdrängt, aber doch wesentlich ergänzt.

IV. Stärkegelelektrophorese

Stärke bzw. Stärkegel als Transportmedium hat vor allem bei der Hochspannungselektrophorese Anwendung gefunden (16, 28) und für Blutfarbstoffuntersuchungen klinische Bedeutung erlangen können (4, 27). Auch zur Auftrennung von Liquoreiweiß sind Stärkegelelektrophoresen durchgeführt worden (30) und haben ähnliche Ergebnisse wie die Agarelektrophorese erbringen können. So ist auch hier eine wesentlich stärkere Subfraktionierung der Globuline und auch des Präalbumins zu erkennen gewesen. Zu klinischen Routineuntersuchungen hat jedoch die Stärkegelelektrophorese keinen Eingang in das Liquorlabor gefunden.

V. Membranfolienelektrophorese

Seit einiger Zeit bedient man sich bei der Trägerelektrophorese auch feinporiger Membranen aus Acetylzellulose, sogenannten Membranfolien als Trägermittel (32, 38, 39, 49). Die Methode bietet gegenüber der Papierelektrophorese ähnliche Vorteile wie die Agarelektrophorese, die sich vor allem aus einer ebenfalls geringen Adsorptionstendenz gegenüber den Proteinen ergeben. Die technische Handhabung der Membranfolienelektrophorese ist vielleicht noch etwas einfacher und zeitsparender als die der Agarelektrophorese, so daß sich auch für immunologische und enzymatische Untersuchungen (60) Verwendungsmöglichkeiten ergeben haben.

VI. Fadenelektrophorese

Die Suche nach Möglichkeiten, auch kleinste Eiweißmengen elektrophoretisch zu trennen, hat zur Entwicklung weiterer Methoden geführt, unter denen hier die Fadenelektrophorese (36) Erwähnung finden soll. Selbst kleinste Liquor-Eiweißmengen (z. B. bei tierexperimentellen Untersuchungen) wären auf diesem Wege ohne mühsame Einengungsverfahren elektrophoretisch zu untersuchen. Bei der Fadenelektrophorese werden die Eiweiße statt auf Linters-Papiere auf Kunstseidenfäden aufgetragen und dort elektrophoretisch aufgetrennt. Die Auswertung erfolgt mittels radioaktiver Farbstoffe oder nach radioaktiver Direktmarkierung der Eiweiße.

Literatur

1. BAUER, H., Dtsch. Z. Nervenheilk. **170**, 381 (1953).
2. BAUER, H., Internist **2**, 85ff. (1961).

3. BAUER, H., Kongr. Psych. Neurolog. Ges. i. d. DDR 17.–19. X. 1963.
4. BETKE, K., P. SCHLAICH und G. HUIDOBRO-TECH, Klin. Wschr. **37**, 794 ff. (1959).
5. BOOY, J., Folia Psychiatr. Neurolog. et Neurochir. (Neerland) **52**, 247 (1949).
6. BOOY, J., Folia Psychiatr. Neurolog. Neurochir. (Neerland) **53**, 502 (1950).
7. BOOY, J., Folia Psychiatr. Neurolog. Neurochir. (Neerland) **55**, 137 (1952).
8. BÜCHER, M., D. MATZELT und D. PETTE, Klin. Wschr. **30**, 325 (1952).
9. DELANK, H. W., Dtsch. Z. Nervenheilk. **174**, 429 ff. (1956).
10. DELANK, H. W., Fortschr. Neurol. Psych. **25**, 355 (1957).
11. DENCKER, S. J., Kgl. Fysuigraf. Sällskap. Lund. Forh. **30**, 79 ff. (1960).
12. ESSER, H. und F. HEINZLER, Dtsch. med. Wschr. **1952**, 1329.
13. EWERBECK, H., Klin. Wschr. **28**, 39 (1950).
14. FRICK, E. und L. SCHEID-SEYDEL, Klin. Wschr. **38**, 1240 ff. (1960).
15. GEINERT, F. und H. MATIAR, Dtsch. Z. Nervenheilk. **179**, 111 (1959).
16. GERALD, P. S. und L. K. DIAMOND, Blood **13**, 61 (1958).
17. GORDON, A., B. KEIL und B. SEBESTA, Nature (London) **1949**, 498.
18. GORDON, A. und P. REICHARD, Biochemic. J. **48**, 569 (1951).
19. GRABAR, P. und C. A. WILLIAMS, Biochem. Biophys. Acta **10**, 193 (1953).
20. GRABAR, P. und C. A. WILLIAMS, Biochem. Biophys. Acta **17**, 67 (1955).
21. GRASSMANN, W. und K. HANNIG, Hoppe-Seyler's Z. physiolog. Chemie **1952**, 290.
22. GRASSMANN, W. und K. HANNIG, Klin. Wschr. **32**, 838 (1954).
23. HABECK, D., Psych. Neurolog. u. med. Psycholog. **14**, 185 ff. (1962).
24. HESSELVIK, L., Acta med. Scand. **101**, 461 (1939).
25. KABAT, E. A., D. H. MOORE und H. LANDOW, J. Clin. Invest. **21**, 571 (1942).
26. KARCHER, D., M. VAN SANDE und A. LOWENTHAL, J. Neurochem. **4**, 135 ff. (1959).
27. KÜNZER, W., Klin. Wschr. **37**, 1170 ff. (1959).
28. KUNKEL, H. G. und G. WALLENIUS, Science **122**, 288 (1955).
29. KUNKEL, H. G., R. CEPELLINI, U. MÜLLER-EBERHARD und J. WOLF, J. clin. Path. **36**, 1615 (1957).
30. KUTT, H., F. MC. DOWELL, L. CHAPMAN, J. H. PERT und L. J. HURWITZ, Neurology (Minneap.) **10**, 1064 ff. (1960).
31. LÜTHY, F., Handb. d. inn. Medizin, 4. Aufl. V. 1, 1054 (Berlin-Göttingen-Heidelberg 1953).
32. MAIER, K. H. und K. VOGGEL, Klin. Wschr. **41**, 286 ff. (1963).
33. MATIAR, H., Dtsch. Z. Nervenheilk. **180**, 191 (1960).
34. MATIAR-VAHAR, H. und F. GEINERT, Arch. Gynäkol. **194**, 558 ff. (1961).
35. MIES, H. J., Klin. Wschr. **31**, 159 ff. (1953).
36. NÖLLER, H. G., Klin. Wschr. **32**, 988 ff. (1954).
37. OLDERSHAUSEN, v. H. F., F. W. ALY und G. GRIES, Klin. Wschr. **31**, 649 ff. (1953).
38. ORIOL-BOSCH, A. und K. D. VOIGT, Klin. Wschr. **37**, 758 ff. (1959).
39. ORIOL-BOSCH, A. und J. TAMM, Klin. Wschr. **39**, 143 ff. (1961).
40. PETTE, D., Klin. Wschr. **36**, 1106 ff. (1958).
41. PIEPER, J., Klin. Wschr. **32**, 597 ff. (1954).
42. PIEPER, J. und H. MOLINSKI, Klin. Wschr. **32**, 985 ff. (1954).
43. PLÜCKTHUN, H. und CH. MATTHES, Z. Kinderheilk. **72**, 521 (1953).
44. PRUCKNER, F. und G. SCHWUTTKE, Arch. Psych. Nervenkrankh. **193**, 48 (1955).
45. ROSSI, G. und G. SCHNEIDER, Klin. Wschr. **31**, 969 ff. (1953).
46. SALLMANN, V. und D. H. MOORE, Arch. Ophthalm. **40**, 279 ff. (1948).
47. STEGER, J., Verh. Dtsch. Ges. Neurol. Hamburg (1952).
48. STEGER, J., Dtsch. Z. Nervenheilk. **171**, 1 (1953).
49. SÜDHOF, H., J. M. THUM und H. KRUPPA, Klin. Wschr. **37**, 118 (1959).
50. SCHEID, U. F. und L. SCHEID, Arch. Psych. **117**, 219 (1944).
51. SCHMIDT, C. und H. MATIAR, Dtsch. Z. Nervenheilk. **174**, 443 (1956).
52. SCHMIDT, R. M., Psychiat. Neurol. Psychol. **7**, 174 (1959).
53. SCHMIDT, R. M., Kongr. Psych. Neurolog. Ges. i. d. DDR 17.–19. 10. 1963.
54. SCHNEIDER, G. und G. WALLENIUS, Scand. J. Clin. Labor. Invest. **3**, 145 (1951).
55. SCHÖNENBERG, H., Der Liquor cerebrospinalis im Kindesalter (Stuttgart 1960).
56. TISELIUS, A., Trans. Faraday Soc. **33**, 524 (1937).

57. Tiselius, A., Svensk. Kem. Tidskr. **50,** 58 (1938).
58. v. d. Helm, H. J., J. Nerv. ment. Dis. **131,** 443ff. (1960).
59. Wesselmann, E. und H. Ewerbeck, Mschr. Kinderheilk. **102,** 188 (1954).
60. Wieland, Th., G. Pfleiderer und F. Ortaudel, Biochem. Z. **331,** 103 (1959).
61. Wieme, R. J., Rev. belge Path. **25,** 62 (1957).
62. Wunderly, Ch. und V. Bustamante, Klin. Wschr. **35,** 758ff. (1957).
63. Wieme, R. J., Studies on Agar Gel Electrophoresis (Brussels 1959).
64. Wieme, R. J., Clin. chim. Acta **4,** 317 (1959).
65. Lowenthal, A., Agar Gel Electrophoresis in Neurology (Amsterdam-New York-London 1964).

a) Die Liquorlipoproteide in der Elektrophorese

Von Swahn (9) wurde 1952 eine Methode zur Anfärbung proteingebundener Lipoide durch Sudanschwarz für die Papierelektrophorese von Blutserum angegeben. Bauer konnte 1954 unter Verwendung der gleichen Methode die Lipoproteide im Liquor darstellen, die dann in der Folgezeit Gegenstand weiterer Untersuchungen geworden sind (1, 3, 4, 6, 11).

Die Methode der Lipoproteiddarstellung unterscheidet sich von der Papierelektrophorese der Liquorproteine lediglich durch eine andere Färbetechnik. Allerdings muß ein Liquoreinengungsverfahren benutzt werden, welches eine besonders schonende Behandlung der α- und β-Globuline, die vornehmlich als Lipoidträger infrage kommen, gewährleistet (z. B. Methode von Mies). Ferner ist für die Lipoproteidelektrophorese (ebenso wie für die Glykoproteidelektrophorese) erforderlich, etwa 5–10 mal mehr Liquorkonzentrat als bei der Proteinelektrophorese für die Wanderung aufzutragen, um eine den Proteinpherogrammen vergleichbar deutliche Darstellung zu erzielen.

Das normale Lipopherogramm des Liquors ist wie folgt zu beschreiben:
1. Während das normale Lipopherogramm des Serums bei der Papierelektrophorese zwei Lipidbanden und zwar im Bereich der α_1- und β-Globuline (bei planimetrischer Auswertung etwa im Verhältnis 30:70) aufweist, fehlt die β-Lipidfraktion im normalen Liquor völlig und tritt somit die α_1-Bande isoliert in Erscheinung. Das Auftreten einer β-Lipidbande im Liquorlipopherogramm ist stets ein pathologischer Befund.
2. An der Startlinie kommt es – ähnlich wie im Serumlipopherogramm – zu einer mehr oder minder deutlichen Anfärbung als Ausdruck einer Ansammlung von nicht gewanderten Lipiden. Hierbei handelt es sich einmal um nicht an Eiweiß gebundenes Lipoid, das als sogenannter Fettrest liegen bleibt. Zum anderen unterliegt ein Teil der β-Lipoproteide einer starken Absorption durch das Filterpapier und wird dadurch an der Wanderung gehindert (4).

Vergleichende Studien mittels freier Elektrophoresen, Papier-Elektrophoresen und chemischer Fraktionierung haben gezeigt, daß sich in der α_1-Lipidbande im wesentlichen die niedermolekularen Phospholipide und in der β-Lipidbande neben Phospholipiden vor allem freies und verestertes Cholesterin und Neutralfette befinden. Das Auftreten einer β-Lipidbande im Liquorlipopherogramm wird damit erklärt, daß die sonst lipoproteidarmen Liquor-β-Globuline mit unter pathologischen Verhältnissen frei gewordenen Lipiden beladen werden (1). Diese pathologischen im Liquor auftretenden Lipoproteide können aus dem Blut übergetreten sein, katabolisch entstandene Produkte aus dem lipoidreichen Nervengewebe sein (7) oder aber bei starker Pleocytose aus zerfallenen weißen Blutzellen stammen (10). Bei klinischen Beobachtungen hat sich gezeigt, daß das pathologische Auftreten einer β-Lipidbande im Liquor in keiner Abhängigkeit zum Gesamt-Eiweißgehalt oder zum Liquorproteinpherogramm steht, wohl aber scheint die Höhe der Pleozytose für den Grad der Ausprägung einer β-Bande von maßgeblicher Bedeutung zu sein.

Ohne Zweifel ist die Lipoidelektrophorese für die weitere Erforschung der Liquoreiweißkörper als eine wertvolle methodische Hilfe anzusehen. Der klinisch-diagnostische Wert einer elektrophoretischen Auftrennung der Liquorlipoproteide ist jedoch sehr begrenzt. Daher hat diese Methode, die überdies noch mit zahlreichen Fehlerquellen (zum Teil erhebliche Absorption der Lipoproteide an die Zellulose des Filterpapiers, sehr unterschiedliche Anfärbbarkeit verschiedener Lipoproteide) behaftet ist, bisher kaum Eingang in die klinischen Laboratorien gefunden.

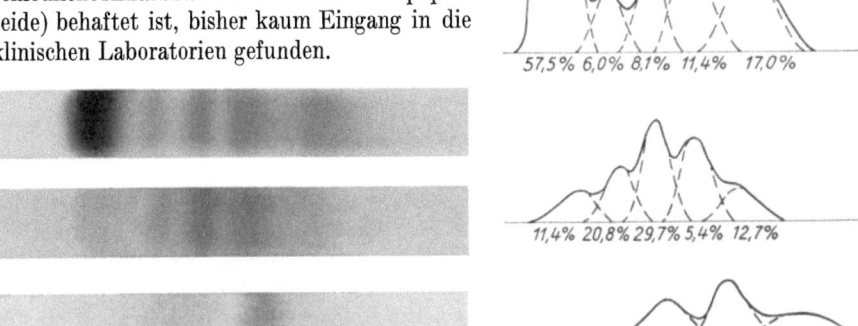

Abb. 7a. Trias-Färbung (Normales Serum)

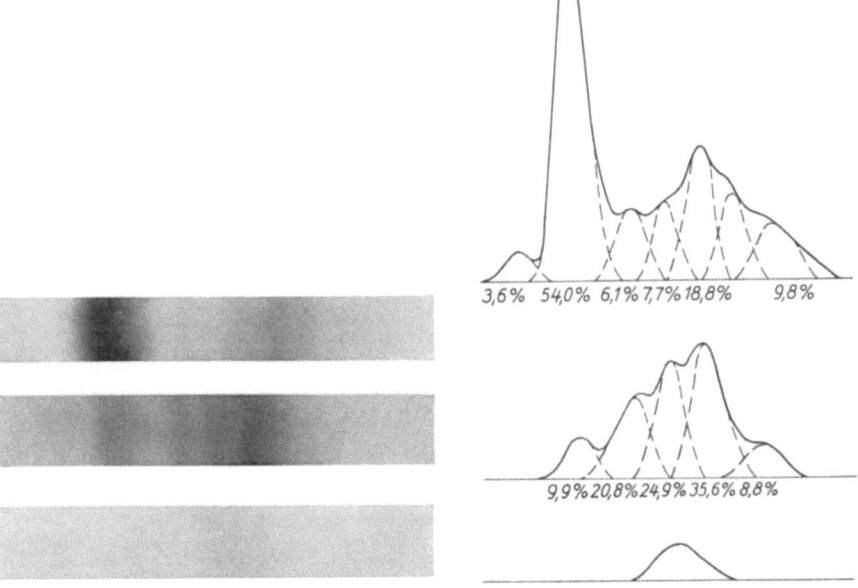

Abb. 7b. Trias-Färbung (Normaler Liquor)*

---

*) Diese Bilder wurden freundlicherweise von Herrn Prof. Dr. E. Frick (München) zur Verfügung gestellt.

Literatur

1. BAUER, H., Klin. Wschr. **32**, 612 (1954).
2. BAUER, H., Dtsch. Z. Nervenheilk. **175**, 354 ff. (1956).
3. FOURNIER, E. und P. GERVAIS, Laboratoria **15**, 353 ff. (1960).
4. FRICK, E., Dtsch. Z. Nervenheilk. **184**, 53 ff. (1962).
5. KUNKEL, H. G. und R. J. SLATER, J. Clin. Invest. **31**, 677 ff. (1952).
6. MAKAROV, A. Y., Ž. Nevropat. Psichiat. **62**, 537 ff. (1962).
7. PAPADOPOULOS, N. M., W. CEVALLOS und W. C. HESS, Arch. Neurolog. (Chicago) **3**, 677 ff. (1960).
8. SWAHN, B., R. BRÖNNESTAM und S. J. DENCKER, Neurology (Minneap.) **11**, 437 ff. (1961).
9. SWAHN, B., Scand. J. clin. Laborat. Invest. **4**, 98 ff. (1952).
10. SWAHN, B., Scand. J. clin. Laborat. Invest. **5**, 9 (1953).
11. TOURTELOTTE, W. W., Neurology (Minneap.) **9**, 375 ff. (1959).

b) Die Liquorglykoproteide in der Elektrophorese

Die von KÖIW und GRÖNWALL (6) angegebene Färbung von proteingebundenen Kohlenhydraten mit Fuchsinsulfit nach Perjodsäureoxydation hat sich auch bei der Papierelektrophorese der Liquoreiweißkörper als brauchbare Methode zur Darstellung der Glykoproteide erwiesen (1, 2, 4). Allerdings bleibt zu beachten, daß mit dieser nicht als spezifisch anzusehenden Färbetechnik neben Kohlenhydraten auch Neutralfette und ungesättigte Fettsäuren (wegen des Gehaltes an ungesättigten C-Gruppen) erfaßt werden. Ferner werden auch Glyko- und Phospholipide (z. B. Cerebroside und Sphingomyelin) auf Grund ihres Kohlenhydrat-Gehaltes ebenso angefärbt wie die eigentlichen Glykoproteide. Da jedoch die genannten Stoffe im elektrophoretischen Wanderungsbereich der Liquorproteine mengenmäßig nur gering auftreten, kann doch mit ausreichender Berechtigung von einer selektiven Erfassung der Glykoproteide mit dieser Methode gesprochen werden.

Bei den Glykoproteiden, die so elektrophoretisch dargestellt werden, handelt es sich um

1. proteingebundene Polysaccharide und Glykosen,
2. proteingebundene saure Mucopolysaccharide (Hyaluronsäure, Chondroitinschwefelsäure, Heparin),
3. proteingebundene neutrale Mucopolysaccharide.

Die bisherigen Untersuchungen haben folgende Eigenschaften des normalen Liquorglykopherogramms zu erkennen gegeben:

a) Die elektrophoretische Wanderung der proteingebundenen Kohlenhydrate des Liquors erfolgt ähnlich wie im Serum vorwiegend im Bereich der α_1-, α_2- und β-Globuline. Darüber hinaus sind sowohl im Serum als auch im Liquor gelegentlich mehr oder minder deutlich weitere Banden im Bereich der V-Fraktion (1), des Albumins und der γ-Globuline zu beobachten.

Tabelle 4 Normalmittelwerte für die Glykoproteidfraktionen im Liquor in rel.%:

Autor	Albumine	α_1-	α_2-	β-	γ-	Globuline
BAUER	14,9	22,7	25,5	33,5	3,5	
KARCHER, VAN SANDE						
LOWENTHAL	22,0	18,9	22,2	26,5	10,4	
FRICK	9,9	20,8	24,9	35,1	8,7	

b) Während im Serum die α_2-Globulin-Fraktion die größte Fraktion des Glykopherogramms ist (sogenannter α_2-K. H.-Typ nach BAUER (2)), ist im Liquor die β-Globulin-Fraktion die größte (sogenannter β-K. H.-Typ). Ein gelegentlich aufzufindender α_1-K. H.-Typ im Liquor ist stets als pathologisch zu werten und wurde zunächst mit einer Vermehrung des C-reaktiven Proteins im Liquor in Zusammenhang gebracht (2). Später zeigte sich jedoch, daß dieses Protein elektrophoretisch in der γ-Fraktion wandert.

c) Im Liquor wandert ein größerer Anteil der proteingebundenen Kohlenhydrate im Bereich der Albumine als im Serum, womit nicht gesagt ist, daß diese Glykoproteide auf Grund ihrer Mobilität den Albuminen zugehören.

d) Veränderungen im Glykopherogramm sollen nicht mit dem Gesamt-Eiweiß-Gehalt aber auch nicht streng mit dem Proteinogramm parallel gehen (2, 8). So werden gelegentlich Erhöhungen der α- und β-Globuline im Eiweißpherogramm ohne Anstieg der Glykoproteide und umgekehrt pathologische Glykopherogramme bei normalem Eiweißpherogramm beobachtet (9).

Bei Untersuchungen der Relation Glykoproteide : Total-Protein (4) zeigte sich recht eindrucksvoll, daß der Glykoproteidanteil für die Liquoreiweiße verhältnismäßig konstant bleibt, auch wenn unter pathologischen Verhältnissen die Proteine quantitativ verändert sind.

Beachtenswert sind in diesem Zusammenhang auch Ergebnisse, welche kürzlich eingehende Studien über das Verhalten der Glykoproteide im Serum unter pathologischen Verhältnissen brachten. Es zeigte sich (3), daß manche Globulinverschiebungen allein mit Veränderungen der Glykoproteide einhergehen, somit Proteinanteil und Kohlenhydratanteil im Serum eng miteinander korrelieren. Für die klinische Diagnostik wird folglich die Bestimmung der Glykoproteide im Serum heute als entbehrlich angesehen, da der Glykoproteidgehalt einer Fraktion aus dem Proteinanteil im Proteinogramm geschätzt werden kann.

Wie die Elektrophorese der Lipoproteide hat auch die der Glykoproteide im Liquor bedeutungsvolle Forschungsergebnisse erbringen können. Da jedoch der klinisch-diagnostische Wert eines Glykopherogramms zunächst noch gering ist und vor allem in keinem adäquaten Verhältnis zu dem für seine Anfertigung erforderlichen technischen Aufwand steht, muß die elektrophoretische Darstellung der Glykoproteide im klinischen Labor vorwiegend wissenschaftlichen Fragestellungen vorbehalten bleiben.

Zu erwähnen bliebe noch, daß von WUNDERLY und PILLER eine Technik zur kombinierten Protein-Lipid-Kohlenhydrat-Färbung nach elektrophoretischer Wanderung der Eiweißkörper durch eine Summation der oben beschriebenen Methoden als sogenannte ,,Trias-Färbung'' ausgearbeitet wurde. BAUER (2) hat diese Methode auch für die Liquorproteine mit Erfolg weiterentwickelt.

Literatur

1. BAUDOUIN, A., J. LEWIN und P. HILLION, Compt. rend. Soc. Biol. (Paris) **148**, 1033 (1954).
2. BAUER, H., Dtsch. Z. Nervenheilk. **175**, 488 ff. (1957).
3. BERG, G., Medizin. Welt **21**, 1182 ff. und **22**, 1217 ff. (1964).
4. FRICK, E., Dtsch. Z. Nervenheilk. **184**, 53 ff. (1962).
5. KARCHER, D., M. VAN SANDE und A. LOWENTHAL, Rev. belge Path. **26**, 325 (1958).
6. KÖIW, E. und A., GRÖNWALL, Scand. J. Clin. Lab. Invest. **4**, 244 ff. (1952).
7. WUNDERLY, G., J. LEWIN und P. HILLION, Compt. rend. Soc. Biol. (Paris) **148**, 1033 (1954).
8. WYMEERSCH, H. VAN, A. LOWENTHAL, M. VAN SANDE und D. KARCHER, Press. méd. **65**, 1457 (1957).
9. FRICK, E., CSF-Symposion Rostock 7.–9. 9. 1964.

7. Die Liquorproteine in der Ultrazentrifuge

Wesentliche Beiträge zur Erforschung der Struktur von Eiweißkörpern hat die von SVEDBERG (8, 9) eingeführte Methode der Ultrazentrifugierung von eiweißhaltigen Flüssigkeiten gebracht. Hier bietet der Vorgang der Sedimentation in einem entsprechend starken Schwerefeld die Möglichkeit zur Messung der Größe, d. h. des Molekulargewichtes der verschiedenen Eiweißkörper (4, 7, 10).

Die Ultrazentrifugenuntersuchung gestattet in einer eiweißhaltigen Flüssigkeit eine Charakterisierung und gleichzeitig eine Konzentrationsmessung verschiedener Eiweißkomponenten durch ihre unterschiedliche Sedimentationsgeschwindigkeit. Der Sedimentationskoeffizient eines Eiweißkörpers gibt seine Sedimentationsgeschwindigkeit in einem bestimmten Einheitszentrifugalfeld an. Aus diesem Sedimentationskoeffizienten ergeben sich dann durch Extrapolation auf die Konzentration Null die Sedimentationskonstanten. Die Einheit der Sedimentationskonstante trägt die Bezeichnung 1 S (1 SVEDBERG). Stoffe, deren Dichte geringer ist als die des Lösungsmittels steigen im Zentrifugalfeld auf zur Flüssigkeitsoberfläche (Flotation). Der Flotationskoeffizient wird durch den negativen Wert der Wanderungsgeschwindigkeit im Einheitszentrifugalfeld bestimmt. Demzufolge ist die Einheit der Flotationskonstante $1 S_f = -1 S$. Unter den Eiweißkörpern können vor allem die Lipoproteine durch ihre Flotation charakterisiert werden.

Sedimentationsanalysen der Serumproteine haben gezeigt, daß das normale menschliche Serum eine Vielzahl verschieden schwerer Proteinfraktionen enthält und zwar können auch Proteine gleicher elektrophoretischer Mobilität unterschiedlich schnell in der Ultrazentrifuge sedimentieren. Andererseits können Eiweißkörper mit gleicher Sedimentationskonstante im elektrischen Feld verschieden schnell wandern. Hieraus ergibt sich, daß beide Untersuchungsmethoden sich nicht ersetzen, sondern nur ergänzen können.

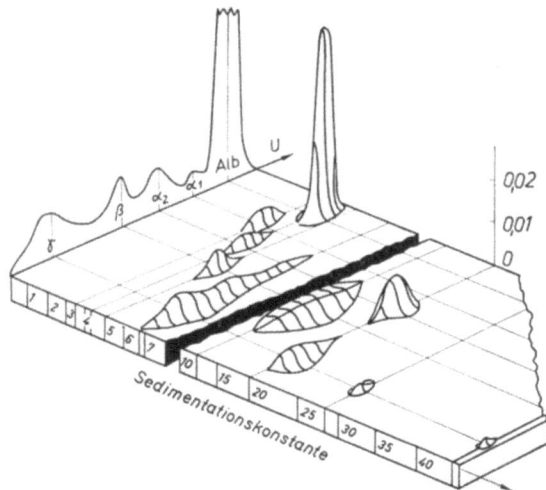

Abb. 8. Zusammenhang zwischen Elektrophorese- und Ultrazentrifugen-Komponenten eines lipoproteinfreien normalen menschlichen Serums. (nach K. JAHNKE u. W. SCHOLTAN)

7. Die Liquorproteine in der Ultrazentrifuge

In der Regel werden mit der Ultrazentrifuge die Serumproteine in 4 größere Fraktionen aufgetrennt:

Tabelle 5 Ultrazentrifugen-Komponenten des Normalserums unter Standardbedingungen (nach Jahnke *und* Scholtan*)*

Komponenten	X	A	G	M
rel.%-Gehalt (Mittelwert)	5,6	77,9	13,9	2,6
Sedimentationskonstante		4,6 S	7,0 S	20,0 S

In der nichteinheitlichen X-Fraktion sedimentieren vor allem die Lipoproteide, die sich durch Flotationsversuche in verschiedene weitere Fraktionen zerlegen lassen.

Unter pathologischen Verhältnissen können nun einmal die Konzentrationen dieser 4 Fraktionen sich ändern (meist Abnahme der A-Komponente und Zunahme der kleineren Komponenten). Zum anderen können völlig neue, ungewöhnliche Komponenten im Ultrazentrifugendiagramm auftreten. Hier hat die Ultrazentrifuge wichtige Einblicke in die Struktur der Paraproteine ermöglicht.

Während bereits umfassende Kenntnisse über das Sedimentationsverhalten der normalen und pathologischen Serumproteine vorliegen, gibt es bisher nur vereinzelte Beobachtungen zur Ultrazentrifugenanalyse von Liquorproteinen (1, 2, 3, 4, 5, 6). Vor allem fehlen offenbar bis heute genauere Beobachtungen über das Sedimentationsverhalten der normalen Liquorproteine. Die wenigen bisherigen Untersuchungen lassen vermuten, daß die G-Fraktion im Liquor kleiner ist als im Serum und daß der weitaus größte Anteil der Liquorproteine mit der A-Komponente sedimentiert (3). Auch die M-Komponente soll – zwar nur in geringer Konzentration – im normalen Liquor beobachtet worden sein (2). Dieser Befund steht in einem gewissen Widerspruch zu Ergebnissen immunoelektrophoretischer Untersuchungen, nach welchen Makroglobuline (überhaupt alle Proteine mit einem Molekulargewicht über 160000) normalerweise nicht (auch nicht in Spuren) im Liquor anzutreffen sind. Das sogenannte Präalbumin des Liquors konnte durch Ultrazentrifugenuntersuchungen als ein heterogenes Proteingemisch, welches Anteile mit Molekulargewichten zwischen 30000 und 80000 enthält, differenziert werden (1).

Allgemein kann aus den wenigen bislang vorliegenden Beobachtungen gefolgert werden, daß ähnlich wie im Serum auch im Liquor elektrophoretisch einheitliche Proteinfraktionen sich ultrazentrifugisch verschiedenartig verhalten und im Ultrazentrifugendiagramm der Liquorproteine im wesentlichen die gleichen Komponenten hervortreten wie in dem der Serumproteine (6). Für das Vorliegen liquorspezifischer Komponenten haben die Ultrazentrifugenuntersuchungen zunächst keine sicheren Hinweise erbracht. Allerdings soll im Liquor häufig eine Protein-Komponente mit der Sedimentationskonstante $S = 2,1$ zu beobachten sein, die im Serum nicht vorkommt (11). Von Interesse bleibt schließlich noch die Beobachtung, daß bei Makroglobulinämien im Liquor Makroglobuline sowohl fehlen als auch auftreten können und zwar offenbar unabhängig vom Bestehen einer gestörten Blut-Liquor-Schranke (3, 5, 6).

In welchem Umfang die Ultrazentrifugenanalyse noch weitere Beiträge zur Liquorproteinforschung liefern wird, bleibt abzuwarten; ihre klinische Bedeutung ist bislang gering und beschränkt sich ausschließlich auf die Möglichkeit, das Auftreten von Makroglobulinen oder Paraproteinen im Liquor zu differenzieren.

Literatur

1. Aly, F. W., Biochem. Z. **325,** 505 (1954).
2. Frantzen, E., A. Frantzen, R. Jensen und T. Fog, Danisch Med. Bull. **49** (1954).
3. Heinzler, F. und W. Jakob, Dtsch. Arch. Klin. Med. **205,** 396 (1958).
4. Jahnke, K. und W. Scholtan, Die Bluteiweißkörper in der Ultrazentrifuge (Stuttgart 1960).
5. Kappeler, R., A. Krebs und G. Riva, Helv. med. Acta **25,** fasc. 1 (1958).
6. Mackay, J. R., N. Eriksen, A. G. Motulsky und W. Volwiler, Amer. J. Med. **20,** 564 (1956).
7. Schmidt, H., Fortschritte der Serologie (Darmstadt 1955).
8. Svedberg, Th., Kolloid.-Z. **85,** 119 (1938).
9. Svedberg, Th. und K. O. Pedersen, The ultracentrifuge (Oxford 1940).
10. Wuhrmann, F. und H. H. Märki, Dysproteinämien und Paraproteinämien (Basel-Stuttgart 1963).
11. Press, E. M., Biochem. J. **63,** 367 (1956).

8. Die Liquorproteine in der Absorptionsspektroskopie

Auf der Suche nach weiteren methodischen Möglichkeiten zur Liquoreiweißanalyse ist auch der Absorptionsspektroskopie Beachtung geschenkt worden. Da neben Eiweißkörpern noch andere im Liquor enthaltene Substanzen (welche Substanzen ist bisher noch nicht näher untersucht worden) die Absorptionsspektren beeinflussen, ist es für spektroskopische Untersuchungen wichtig, zuvor die Eiweißkörper aus dem Liquor zu isolieren. Hierzu können Fällungsmethoden (2) herangezogen werden.

Absorptionskurven des normalen Liquors im ultravioletten Teil des Spektrums (3, 4) haben einen charakteristischen Verlauf mit ausgeprägten Absorptionsmaxima bei etwa 200 mµ und bei 270 mµ erkennen lassen. Da die U.-V.-Spektroskopie insbesondere

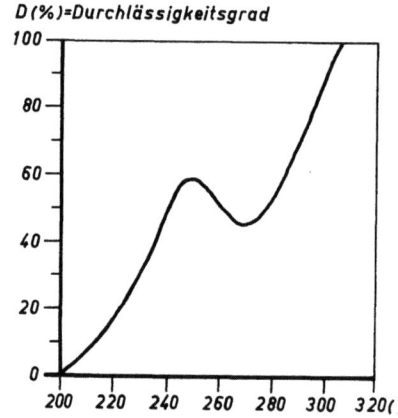

Abb. 9. UV-Spektrum von normalem Liquoreiweiß (nach W. Ederle)

Rückschlüsse auf die chemische Natur und Größe von konjugierten Doppelbindungssystemen ermöglicht, ist zu erwarten, daß das U.-V.-Spektrum des Liquors vor allem durch die freien und im Eiweiß gebundenen aromatischen Aminosäuren geprägt wird

(1, 2). Hierauf gründet sich auch der Versuch, eine U.-V.-spektrophotometrische Analyse des Liquors (am charakteristischen Eiweißmaximum bei 270 mµ) zu einer einfachen quantitativen Eiweißbestimmung zu entwickeln (4). Es hat sich jedoch gezeigt, daß wegen des hohen Anteils anderer im U.-V.-Bereich absorbierender Liquorsubstanzen eine solch unmittelbare Messung des Liquoreiweiß keine Bedeutung gewinnen kann (6).

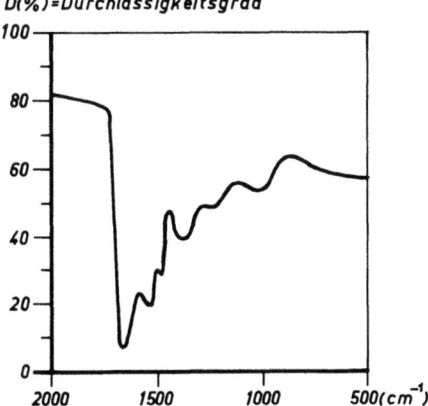

Abb. 10. IR-Spektrum von normalem Liquoreiweiß (nach H. W. Delank u. Mitarb.)

Völlig andere Hinweise auf die Struktur der untersuchten Eiweißstoffe ergeben sich bei der Infrarotspektroskopie. Hier, d. h. im I.-R.-Spektrum treten vor allem für die Amidgruppierung typische Absorptionsbanden hervor (1, 2, 5, 7). Es kann somit vom I.-R.-Spektrum auf die gegenseitige Anordnung von Gerüstbausteinen und zwar vor allem auch von Substituenten im Eiweißmolekül geschlossen werden (9). Das I.-R.-Absorptionsspektrum vom normalen Liquoreiweiß (2) zeigt ein charakteristisches Kurvenbild mit kontinuierlich abfallenden Absorptionsmaxima zwischen 1700 und 1000 cm^{-1} und ist dem I.-R.-Spektrum von normalen Serumeiweiß (2, 7) fast völlig ähnlich. Lediglich die sogenannten Kohlenhydratbanden im Bereich von 1050 cm^{-1} zeigen im Liquoreiweißspektrum im Vergleich zu dem des Serums eine leichte Betonung, wahrscheinlich als Ausdruck des bekannten höheren Glykoproteidanteils im Liquoreiweiß.

Pathologisch verändertes Liquoreiweiß zeigt zum Teil erhebliche Veränderungen sowohl des U.-V.-Absorptionsspektrums (3, 4) als auch des I.-R.-Spektrums (2, 9), doch liegen hierüber bisher noch keine ausführlichen Untersuchungen vor. Eine Beziehung von U.-V.-Absorptionsspektren von Liquoreiweiß zu bestimmten neurologischen Krankheitsbildern konnte eine Untersuchungsreihe an 75 Patienten (8) bisher nicht wahrscheinlich machen.

Möglichkeiten und Grenzen einer spektroskopischen Analyse von Liquoreiweiß sind – obwohl zu Hoffnungen berechtigende Ansätze gemacht wurden – bislang weder methodisch noch klinisch ausreichend erarbeitet, so daß eine klinisch diagnostische Bedeutung dieses methodischen Weges zur Differenzierung der Liquoreiweißkörper nicht abzusehen ist.

Literatur

1. Beer, M., G. Sutherland, U. Tanner und D. Wood, Proc. roy. Soc. **249**, 147ff. (1959).
2. Delank, H. W., R. Fischer, H. Kaiser, B. Schrader und H. Spieker, Dtsch. Z. Nervenheilk. **185**, 664ff. (1964).

3. DELVA, V. A., Ž. Nevropat. Psichiat. **61,** 829 ff. (1961).
4. EDERLE, W., Arch. Psychiat. Nervenkr. **199,** 291 ff. (1959).
5. KRIMM, S., J. molec. Biol. **4,** 528 ff. (1962).
6. RIEDER, H. P., Clin. chim. Acta **3,** 455 (1958).
7. STEWART, R. D., E. SKELLY und S. ERLEA, J. Lab. clin. Med. **56,** 391 ff. (1960).
8. GAFF, C., J. BRIHAYE and M. VAN RYMENANT, Neurology **11,** 484 ff. (1961).
9. DELANK, H. W., CSF-Symposion Rostock 7.-9. 9. 1964.

9. Die Liquorproteine in der Polarographie

Bei der Polarographie, welche bereits 1922 von HEYROVSKY erarbeitet wurde, handelt es sich um eine elektrochemische Methode, deren Prinzip auf der Abhängigkeit eines bei variablen Spannungen fließenden Stromes von einer zu untersuchenden Flüssigkeit beruht. Da die bei der Methode gebrauchten Meßelektroden vollkommen polarisierbar sein müssen, werden gewöhnlich Quecksilbertropfelektroden verwandt. Oberflächenaktive Substanzen, welche sich in der zu untersuchenden Flüssigkeit befinden, beeinflussen den elektrischen Stromfluß, indem sie das strömende Maximum einer bestimmten Lösung unterdrücken. Da Eiweißkörper zu derartig „polaroaktiven" Substanzen gehören, bietet die Polarographie eine Möglichkeit zu quantitativen und qualitativen Messungen von eiweißhaltigen Flüssigkeiten, sofern nicht weitere eiweißfremde Substanzen die Polaroaktivität der Flüssigkeit stark beeinflussen. Bezüglich der genaueren Methoden, vor allem auch der entwickelten Kombinationsmethoden zwischen Polarographie einerseits und Elektrophorese sowie proteolytischen Verfahren andererseits muß hier auf die Literatur verwiesen werden (1, 2, 4, 5, 3, 6).

Die polarographische Aktivität der Eiweißkörper soll nun vor allem an die in ihnen vorhandenen Sulfhydryl- und Disulfid-Gruppen gebunden sein. Diese Gruppen liegen aber in nativem Eiweiß meistens in gebundener, polarographisch wenig aktiver Form vor. Erst durch Spaltung der Eiweißkörper werden sie freigesetzt, so daß dann proportional mit der Zunahme der Spaltprodukte der Eiweißkörper auch die polarographische Aktivität anwächst. Eine derartige Spaltung der Eiweißkörper in polaroaktive Produkte erfolgt nun spontan unter gewissen pathologischen Verhältnissen oder aber durch eine alkalische Denaturierung der Proteine mit KOH.

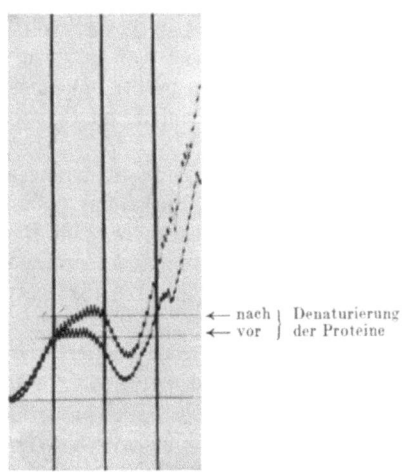

Abb. 11. Polarokurve von normalem Liquor (nach F. HANZAL)

Bei der Polarographie von eiweißhaltigen Flüssigkeiten (z. B. von Serum oder Liquor) werden die polaroaktiven Substanzen gewöhnlich einmal vor und einmal nach Denaturierung der Proteine gemessen. Die so gewonnenen Polarokurven vom Liquor lassen eine niedrigere Kurve (vor) und eine stets höhere Kurve (nach Denaturierung) erkennen.

Empirisch soll sich ergeben haben, daß normale Serumeiweißkörper eine relativ niedrigere spontane polarographische Aktivität besitzen als Liquoreiweißkörper. Demzufolge soll die Höhe des nativen Liquorpolarogrammes beeinflußt werden durch die Höhe des Anteils der Plasmaeiweißkörper am Liquoreiweiß. So wird z. B. erklärt, daß die native Polarokurve des Liquors bei frischer Subarachnoidalblutung, wo sich an der Hyperproteinose vor allem Serumeiweißkörper beteiligen, niedriger verläuft als z. B. bei Encephalitisliquoren, in denen ein Vorherrschen von autochtonen Liquoreiweißkörpern angenommen wird.

Hier, d. h. also bei der Trennung des zerebrogenen vom hämatogenen Anteil des Liquoreiweiß sowie bei der Beurteilung des Hirnschrankensystems soll die Liquor-Polarographie eine wesentliche methodische Hilfe darstellen. Darüber hinaus gelingt mit speziellen polarographischen Methoden der Nachweis von proteolytischen Fermenten im Liquor [z. B. des unter pathologischen Verhältnissen durch die Blutliquorschranke gewanderten Pepsinogen (4)] oder eine Differenzierung der zuvor elektrophoretisch aufgetrennten Liquorproteine (5).

Leider ist der Kreis derer, die mit der Liquorpolarographie eigene klinische Erfahrungen haben sammeln können, noch sehr klein, so daß eine Beurteilung der Bedeutung dieser Methode für die klinische Liquoreiweißdiagnostik noch nicht möglich ist.

Literatur

1. Brezina, M. und P. Zuman, Die Polarographie in der Medizin, Biochemie und Pharmacie (Leipzig 1956).
2. Büchner, M. und H. Gabsch, Moderne, chemische Methoden in der Klinik S. 134 (Leipzig 1961).
3. Hanzal, F., Liquor cerebrospinalis in der klinischen und Laborpraxis (tschechisch) (Prag 1963).
4. Homolka, J. und F. Hanzal, Čas. Lék. čes. **101,** 340 (1962).
5. Homolka, J. und J. Mojzis, Čas. Lék. čes. **97,** 1236 (1958).
6. Cicvárek, Z. und Z. Fialik, Psychiatr. neurol. med. Psychol. **14,** 411 (1962).

10. Die Liquorproteine in der Immunoelektrophorese

Die von Grabar und Mitarb. (22, 23, 24, 34) entwickelte Immunoelektrophorese bietet eine Kombination der elektrophoretischen Auftrennung eines Proteingemisches mit einer serologischen Untersuchungstechnik (Präzipitationstest).

Methodisches Prinzip: Serum oder andere eiweißhaltige Körperflüssigkeiten werden im Agargel elektrophoretisch aufgeschlossen. Ist der Trennungsvorgang beendet, wird ein im Agar parallel zum elektrophoretischen Wanderweg hergerichtetes Längskanälchen mit einem Antihumanserum beschickt. Nach einem aufeinander Zudiffundieren des Antiserums und der elektrophoretisch aufgetrennten Eiweißfraktionen im Agargel kommt es zu Präzipitationslinien, wenn die Antikörper des Antiserums befähigt sind, mit den in den aufgetrennten Eiweißfraktionen enthaltenen antigenen Substanzen (oder Haptenen) in Reaktion zu treten. Jede einzelne dieser spezifischen Antigen-Antikörper-Reaktionen ergibt eine unabhängige Präzipitationslinie. Die Transparenz des Agargels ermöglicht, die Ergebnisse des Präzipitationstestes direkt zu erkennen und photographisch festzuhalten. Außerdem besteht die Möglichkeit, die spezifischen Präzipitate verschiedenen Färbetechniken zu unterziehen. Die Verwendung geeigneter Farbstoffe läßt dann bestimmte Eigenschaften der Antigene, wie z. B. die Anwesenheit spezieller prosthetischer Gruppen (Lipoide, Kohlenhydrate, Metalle usw.) oder eine enzymatische Aktivität (bei Einsatz von chromogenen Substraten) hervortreten (21, 22, 23, 30).

Die immunoelektrophoretische Analyse des Serums hat bereits klinisch bedeutungsvolle Erkenntnisse über die Natur der Serumproteine gebracht. Vor allem ist bei Vergleich mit den Methoden der einfachen Träger-Elektrophoresen durch die Immunophorese eine weitergehende Fraktionierung des Serumeiweiß zu erreichen gewesen. Darüber hinaus ist die Darstellung und genauere Analyse abartiger d. h. pathologischer Proteine möglich geworden.

Zur Definierung einer Eiweißfraktion stehen bei der Immunophorese folgende Eigenschaften als Unterscheidungskriterien zur Verfügung:

a) *Die Mobilität:* Die Position, d. h. Form und Lage des bogenförmigen Präzipitates sind vor allem abhängig von der elektrophoretischen Wanderungsgeschwindigkeit des Antigens. Ferner wird die Position aber auch bestimmt von der Diffusionsgeschwindigkeit des Antigens. Langsam diffundierende, makromolekulare Substanzen zeigen ihre Präzipitationslinien nahe an der Wanderungsachse. Umgekehrt handelt es sich um ein schnell diffundierendes Antigen, wenn sich der Präzipitationsbogen in der Nähe des Längskanales, in welchen das Immunserum gebracht wurde, befindet. Neben der Diffusionsgeschwindigkeit der Proteine ist aber auch das Mengenverhältnis von Antikörper und Antigen für diese Position des Präzipitates nicht ohne Bedeutung (22).

b) *Die spezifische Antigenstruktur:* Diese hat ihre Ursache im sterischen Bau der Proteinmoleküle und ist nicht an deren prosthetische Gruppen gebunden. Die Anzahl der gebildeten Präzipitationslinien gibt Auskunft über die minimale Zahl von verschiedenen Antigenen in den untersuchten Flüssigkeiten, d. h. nur die Proteine kommen zur Darstellung, für welche das Antiserum in genügender Menge Antikörper enthält. Je homogener das Protein im Präzipitat ist, umso stärker ist die Krümmung des Präzipitationsbogens. Polydisperse und denaturierte Substanzen führen zu länglich gezogenen Präzipitationslinien. Bei atypischen Eiweißkomponenten ist es wichtig, evtl. Positionsbeziehungen ihrer Präzipitationslinien zu denen bekannter Unterfraktionen aufzufinden, um Hinweise für eine immunologische Verwandtschaft der pathologischen Proteine mit physiologischen Eiweißfraktionen zu bekommen.

c) *Evtl. vorhandene spezifische Färbbarkeit oder Enzym-Aktivität:* Enthält das Antigen in einer Präzipitationslinie spezielle Bestandteile (z. B. Lipoide, Kohlenhydrate, Nucleinsäuren oder ein Metall), so lassen sich diese durch einen entsprechenden Farbstoff nachweisen (siehe oben). Wenn andererseits das Antigen enzymatisch aktiv ist, so kann dieser Enzymcharakter in der Präzipitationslinie unter Verwendung eines chromogenen Substrates (d. h. einer Substanz, die unter Einwirkung eines Enzyms eine farbige Verbindung liefert) identifiziert werden, da die enzymatisch aktive Gruppe des Antigens vom Antikörper in den meisten Fällen nicht blockiert wird.

Hervorzuheben bleibt noch, daß die zuverlässigste Bestimmung einer Präzipitationslinie sich ergibt aus der quantitativen Absorption eines polyvalenten Immunserums mit dem entsprechenden Reinprotein. Das Reinprotein entspricht der Linie, die nach der Absorption im Immunpherogramm verschwindet (28, 35).

Die ersten immunphoretischen Liquoruntersuchungen wurden 1955 von GAVRILESCO und Mitarb. (20) durchgeführt, weitere klinische Studien folgten (5, 8, 16, 30, 32). Es ist verständlich, daß die zu gewinnenden Immunpherogramme (d. h. vor allem ihre Anzahl an Präzipitationslinien) zunächst abhängig sind von der Qualität der verwandten Antisera. Mit Hilfe käuflicher Antiseren läßt sich gewöhnlich nur ein Teil der Präzipitationslinien darstellen, während für spezielle Fragestellungen auch die Verwendung spezieller Antiseren (z. B. Antiseren gegen Immunglobuline) erforderlich wird.

Besondere Beachtung verdienen hier Untersuchungen mit Antihumanliquorproteinseren, welche durch Immunisierung von Kaninchen mit Liquorflüssigkeit – zum Teil nach der FREUNDschen Technik (44) – gewonnen wurden (17, 36, 37, 38, 39, 40, 42, 43). Vor allem ist mit Hilfe derartiger Antiseren mehrfach geprüft worden, ob im Liquor Proteine vorhanden sind, die im Serum nicht vorkommen. Die hierbei gewonnenen Untersuchungsergebnisse sind nicht einheitlich. So fanden einige Autoren keine spezifischen Eiweißfraktionen (17, 43), andere solche aber mit großer Regelmäßigkeit. Kürzlich hat nochmals E. FRICK (37) eine ausführliche Studie diesem strittigen Problem gewidmet. Er kommt zu dem Ergebnis, daß bei Verwendung geeigneter Antiseren (Immunseren gegen Liquorproteine) sich immunoelektrophoretisch im Liquor in über 90% der Fälle ein besonderes γ-Globulin und in etwa 25% aller Fälle ein besonderes β-Globulin darstellen lassen. Da es sich hier offensichtlich um Spurenproteine handelt, wurden diese Fraktionen bereits früher (39) als $\gamma_{tr(ace)}$- und $\beta_{tr(ace)}$-Globuline bezeichnet. Diese Eiweißkomponenten können aber nicht als liquorspezifisch angesehen werden, da Spuren derselben auch in anderen Körperflüssigkeiten (Urin, Ascites, Colostrum) vorkommen und das γ_{tr}-Globulin sogar einmal im Serum bei einem Kranken mit einem Bronchial-Carzinom nachgewiesen werden konnte (37). Beide Spurenproteine finden sich in etwa gleicher Häufigkeit im normalen und pathologischen Liquor, so daß für sie eine klinische Bedeutung nicht zu erkennen ist. Das β_{tr}-Globulin enthält Neuraminsäure, da die Wanderungsgeschwindigkeit von β_{tr}-Globulin im elektrischen Feld durch Neuraminidase verlangsamt wird. Vielleicht bedingt das niedrige Molekulargewicht dieser Spurenproteine – ihre Sedimentationskonstante wird mit $S = 2,1$ (39) angegeben – ein besonders leichtes Passieren der sogenannten Blutliquorschranke und demzufolge eine relative Anreicherung im Liquor (37). Eine enzymatische Funktion der β_{tr}- und γ_{tr}-Globuline ist umstritten (40, 41), doch wird für das γ_{tr}-Globulin eine Identität mit dem Trypsin in Erwägung gezogen (41).

So interessant auch ohne Zweifel die gewonnenen Kenntnisse über diese Spurenproteine für das Liquoreiweißbild sind, so scheint andererseits bereits jetzt festzustehen, daß es sich hier nicht nur um ein „Liquorproblem" handelt, sondern den β_{tr}- und γ_{tr}-Globulinen eine noch näher zu erforschende biologische Bedeutung im allgemeinen Stoffwechselgeschehen zukommt (37).

Die immunoelektrophoretischen Studien an normalen Liquoren haben bisher zu folgenden wesentlichen Erkenntnissen geführt:

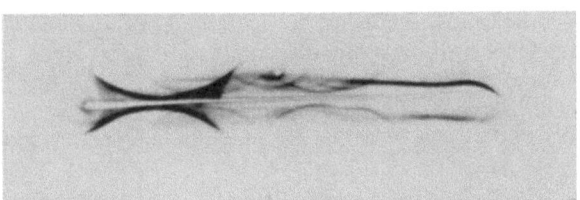

normales Serum
normaler Liquor

Abb. 12. Immunopherogramme

Wie im Serum läßt sich auch im Liquor feststellen, daß jeder einzelnen bei der Träger-Elektrophorese einheitlich erscheinenden Fraktion in den meisten Fällen mehrere Präzipitationslinien im Immunopherogramm entsprechen. Etwa 12–15 Präzipitationsbanden lassen sich ziemlich regelmäßig bei Verwendung käuflicher Antihumanseren erkennen. Insgesamt 36 verschiedene Proteinfraktionen konnten im Liquor durch differenzierte Analysen mit besonderen Immunseren bisher festgestellt werden (9, 13).

Im Vergleich zum Serumimmunopherogramm ist im Immunopherogramm des normalen Liquors die Anzahl der Präzipitationslinien (vor allem im α- und β-Globulin-Bereich) geringer und die Prägnanz, mit welcher sie hervortreten, häufig schwächer.

Ein mit Humanserumproteinen hergestelltes Antiserum präzipitiert nicht nur mit den Serumeiweißkörpern, sondern auch mit den Liquorproteinen des gleichen Individuums. Hieraus ist eine biologische, d. h. immunologische Identität zwischen Serum- und Liquorproteinen zu folgern, womit nicht gesagt wird, daß die Proteine im Liquor aus dem Serum stammen (16).

Folgende Proteinfraktionen haben sich im normalen Liquor durch die Immunoelektrophorese darstellen und identifizieren lassen:

Vorausgeschickt werden muß an dieser Stelle die allgemeine Feststellung, daß die Nomenklatur der Serum- und Liquorproteine noch ein schwieriges Problem darstellt, da die Struktur der Proteine – welche allein Grundlage für eine einheitliche Namengebung bilden könnte – noch weitgehend unbekannt ist. Die derzeitige Bezeichnung der Proteinfraktionen erfolgt in Abhängigkeit von der verwendeten Untersuchungsmethode (z. B. Aussalzung, Elektrophorese, Ultrazentrifuge, färbetechnische, immunologische und enzymatische Testmethoden) nach bestimmten chemischen oder physikalischen Eigenschaften. Hierdurch entstehen bedauerliche Verwirrungen vor allem deshalb, weil die meisten dieser Eigenschaften untereinander in keiner festen Beziehung stehen und daher sich die Einteilungsschemata überschneiden. So stimmt z. B. die elektrophoretische Albuminfraktion keineswegs vollständig mit den „Albuminen", welche in der Ultrazentrifuge mit der Sedimentationskonstante 4,6 sedimentieren, überein. Noch deutlicher ist der Unterschied zum Albuminbegriff bei der fraktionierten Aussalzung von Eiweißgemischen oder gar bei den verschiedenen Globulinfraktionen. Es ist daher wichtig, bei der Verwendung von Proteinbezeichnungen sich stets deren begrenzten und methodegebundenen Aussagewert vor Augen zu halten.

1. Im Albuminbereich:

Schneller als die Albumine wandernd finden sich ziemlich regelmäßig zwei Präzipitationslinien, welche als *Präalbumin*, V-, ϱ- oder X-Fraktionen bezeichnet werden. Die ϱ_1-Fraktion ist ein tryptophan- und tyrosinreiches Protein, während die lipidhaltige ϱ_2-Fraktion dem α_1-Lipoprotein entsprechen soll (27, 31, 35). Beide Proteine sind auch im Serumimmunpherogramm anzutreffen, allerdings weniger ausgeprägt. Sehr intensiv und einheitlich folgt dann die Präzipitationslinie der *Albumine*.

2. Im α_1-Globulin-Bereich:

Orosomucoid (= α_1-Mucoprotein = α_1-Seromucoid). Es ist ein saures Glykoproteid mit hohem Neuraminsäuregehalt. Seine immunophoretische Präzipitationslinie ist im Liquor dichter und ausgeprägter als im Serum (27, 35).

α_{1A}-*Globulin* (= α_1-Glykoprotein), das mit dem α_1-Glykoprotein des Serums identisch und durch seine Sedimentationskonstante 3,5 S charakterisiert ist (27).

α_1-*Lipoprotein*, welches wegen seiner hohen Dichte auch als „high density lipoprotein" bezeichnet wird (35).

3. Im α_2-Globulin-Bereich:

Hier finden sich im normalen Liquor 2–3 *Präzipitationslinien*, deren Identifizierung noch nicht außer Zweifel steht (27). Doch kann auf Grund von Absorptionsversuchen mit spezifischen Immunseren vermutet werden, daß unter ihnen wie im Serum das Coeruloplasmin, das α_2-Makroglobulin und das α_2-Haptoglobin (die letzten beiden im normalen Liquor zumindest als Spuren) aufzufinden sind (9, 10, 13).

4. Im β_1-Globulin-Bereich:

Auffällig ausgeprägt ist im β_1-Globulin-Bereich eine Präzipitationslinie, die aus zwei ineinanderübergehenden Bögen besteht und sich weit in den β_2-Globulin-Bereich ausbreitet. Da diese Linie sehr bald als charakteristisch für den Liquor erkannt wurde, bezeichnete man sie auch als $\beta_{L(Liquor)}$-Linie (16). Bei dem hier dargestellten Protein handelt es sich um das *Transferrin* (= Siderophilin).

Untersuchungen von D. PETTE (29) haben zeigen können, daß dieser typische Doppelbogen durch zwei verschiedene Transferrin (Siderophilin-) -Komponenten (I und II) seine Deutung findet. Neben einer schnell beweglichen, im β_1-Globulinbereich wandernden und mit dem Serumtransferrin identischen Komponente kommt im Liquor eine langsamere Transferrin-Komponente, deren Wanderungsgeschwindigkeit der τ-Fraktion entspricht, vor. Bei einheitlichen antigenen Eigenschaften unterscheiden sich beide Komponenten durch ihren

Gehalt an Neuraminsäure. Das in der τ-Fraktion wandernde Transferrin II enthält keine durch Neuraminidase enzymatisch abspaltbare N-Acetyl-Neuraminsäure. Da diese Transferrin-II-Fraktion im Serum immunoelektrophoretisch nicht nachweisbar ist, wird in diesen Befunden ein Hinweis für die Liquorspezifität der τ-Fraktion gesehen. Ferner haben quantitative Untersuchungen (18) ergeben, daß der Transferringehalt des normalen Liquors mit 6,7 rel.% um etwa ein Drittel höher ist als im Serum und daß unter pathologischen Verhältnissen das Liquortransferrin unabhängig vom Transferringehalt des Serums Veränderungen aufweisen kann. Auch diese Befunde unterstützen die Annahme, daß das Transferrin zum Teil im Liquorraum selbst gebildet wird. Schließlich haben Untersuchungen mit ^{131}J-markiertem Transferrin (19) die Existenz eines „zerebrogenen" Transferrins unter Beweis gestellt, so daß heute ein zentralnervöser Transferrinstoffwechsel, der eigenen Gesetzmäßigkeiten unterliegt und von den allgemeinen Stoffwechselvorgängen des Körpers unabhängig ist, angenommen werden darf.

Das mit dem $β_{1A}$-Globulin immunologisch identische $β_{1C}$-*Globulin* (auch $β_{2B}$-Globulin genannt) (28) wurde zunächst im Liquor vermißt. Es zeigte sich dann aber, daß dieses Globulin, welches der hydrazinempfindlichen Komponente C'3 des Komplementsystems entspricht, im frisch entnommenen Liquor stets nachzuweisen ist. In einem nur 24 Stunden gealterten Liquor ist der Gehalt an $β_{1C}$-Globulin allerdings schon erheblich abgesunken (1, 2, 3, 4, 13, 22).

5. Im Bereich des γ-Globulin-Systems:

Auch hier läßt ein Vergleich des Liquorimmunopherogramms mit dem des Serums eine qualitativ und quantitativ spärliche Ausprägung des Präzipitates erkennen. Vor allem reicht die γ-Globulin-Präzipitationslinie des Liquors nicht so weit in den β-Globulin-Bereich hinein wie im Serum. Bei einfacher Immunophorese geben die γ-Globuline des Liquors nur eine Präzipitationslinie. Erst bei Verwendung einer differenzierten Technik (13) kommt eine Subfraktionierung zur Darstellung. Unter den Immunglobulinen kann nur das Auftreten des $γ_{1A}$- und des $γ_2$-*Globulins* im normalen Liquor als gesichert angesehen werden. Andererseits fanden sich bei Verwendung spezieller Antisera im $β_2$- und γ-Globulin-Bereich 3 Präzipitationslinien, die im Serum des betreffenden Patienten nicht nachzuweisen waren und zu der Vermutung Anlaß gaben, daß es auch unter den Immunglobulinen weitere liquorspezifische Proteine gibt (8, 9, 10). $γ_{1M}$-Globuline kommen dagegen auch in Spuren normalerweise im Liquor nicht vor (14).

Das γ-Globulin-System teilt sich in 3 Hauptkomponenten auf (35):
a) $γ_{1A}$-Globulin ($= β_{2A}$-Globulin) mit Sedimentationskonstanten zwischen 7–13 S,
b) $γ_{1M}$-Globulin ($= β_{2M}$-Globulin $= γ_1$-Makroglobulin $=$ 19 S-Globulin) mit Sedimentationskonstanten 18–20 S.
c) $γ_2$-Globulin ($= γ$-Globulin $= γ_{SS}$-Globulin $=$ 7 S-Globuline) mit Sedimentationskonstanten 6–7 S.

Da das γ-Globulin-System Träger der Antikörperfunktion ist, hat in diesem Bereich die immunophoretische Auftrennung der Proteine (Immunglobuline) besonderes Interesse bekommen. Die unterschiedliche Bedeutung der verschiedenen γ-Globuline für die Antikörperfunktion ist in ihren Einzelheiten noch weitgehend unbekannt. Die Natur des Antigens, die Art seiner Applikation und das Stadium der Immunisierung sind offenbar ebenso wie die Reaktionsbereitschaft des Wirtsorganismus dafür maßgebend, welche Antikörper gebildet werden. Als Bildungsort für $γ_{1A}$- und die $γ_2$-Globuline werden die Plasmazellen, für die $γ_{1M}$-Globuline lymphatische Zellen vermutet (15).

Allgemein läßt das immunophoretische Bild im Bereich des γ-Globulin-Systems erkennen, daß großmolekulare Proteine normalerweise nicht oder nur in Spuren im Liquor vorkommen (27, 32).

Unter Berücksichtigung der oben skizzierten Charakteristika des normalen Liquor-Immuno-Elektrophorese-Diagrammes wird verständlich, daß im wesentlichen folgende Befunde als pathologisch zu werten sind (33):

I. Auftreten von α_2-Makro-Globulinen
   Auftreten von γ_{1M}-Globulinen
   Auftreten von Fibrinogen
   Auftreten von weiteren, liquorfremden γ-Globulinen.
II. Verstärkung des anodischen Anteils des γ-Globulins.
III. Das Fehlen von Transferrin II.

Die immunoelektrophoretische Untersuchung der Liquorproteine hat wesentlich zur Erweiterung unserer Kenntnisse über die Liquoreiweißkörper beigetragen und ist ohne Zweifel in der Lage, wenigstens in Einzelfällen wertvolle diagnostische Hilfe zu geben. Wenn dieser methodische Weg heute noch keine größere Verbreitung in den klinischen Liquorlaboratorien gefunden hat, so erklärt sich diese Tatsache aus den nicht unerheblichen technischen Aufwendigkeiten und insbesondere dem Erfordernis einer großen Erfahrung bei der Ausdeutung von Immunopherogrammen. Andererseits kann die Erarbeitung aller Möglichkeiten dieser Methode (z. B. quantitative Messung der Präzipitate, weitere Aufdeckung von Enzymaktivitäten) wohl noch nicht als abgeschlossen angesehen werden, so daß auch für die Liquordiagnostik von der Immunoelektrophorese noch weitere Fortschritte erhofft werden dürfen.

Literatur

1. BAMMER, H., Klin. Wschr. **41,** 1084ff. (1963).
2. BAMMER, H., Vortrag und Diskussionsbemerkung 2. Liquor-Kolloquium, 4. bis 6. 7. 1963, Münster (Westf.).
3. BAUER, H., Vortrag und Diskussionsbemerkung 2. Liquor-Kolloquium, 4. bis 6. 7. 1963, Münster (Westf.).
4. BERG, G., Vortrag und Diskussionsbemerkung 2. Liquor-Kolloquium, 4. bis 6. 7. 1963, Münster (Westf.).
5. CLAUSEN, J., Acta Psychiat. **35,** 148, 11ff. (1960).
6. CLAUSEN, J., Proc. Soc. Exptl. Biol. Med. **107,** 170ff. (1961).
7. CLAUSEN, J., Wld. Neurol. **1,** 479ff. (1960).
8. DENCKER, S. J. and B. SWAHN, Acta Psychiat. Scand. **150,** 319ff. (1961).
9. DENCKER, S. J. and B. SWAHN, Acta Psychiat. Neurolog. Scand. **36,** 325ff. (1961).
10. DENCKER, S. J. and B. SWAHN, Lunds Univ. Årsskr. N. F. Avd. 2, **57,** 1ff. (1961).
11. DENCKER, S. J., R. BRÖNNESTAM and B. SWAHN, Neurology (Minneap.) **11,** 441ff. (1961).
12. DENCKER, S. J., R. BRÖNNESTAM und B. SWAHN, Nord. Med. **64,** 1477ff. (1960).
13. DENCKER, S. J., R. BRÖNNESTAM und B. SWAHN, Vortrag und Diskussionsbemerkung 2. Liquor-Kolloquium, 4. bis 6. 7. 1963, Münster (Westf.).
14. DENCKER, S. J., R. BRÖNNESTAM und B. SWAHN, Vortrag und Diskussionsbemerkung 2. Liquor-Kolloquium, 4. bis 6. 7. 1963, Münster (Westf.).
15. FRANKLIN, E. C., Vox. Sang. (Basel) **7,** 1 (1962).
16. FRICK, E., Klin. Wschr. **37,** 645ff. (1959).
17. FRICK, E., Klin. Wschr. **40,** 152ff. (1962).
18. FRICK, E., Klin. Wschr. **41,** 75ff. (1963).
19. FRICK, E. und L. SCHEID-SEYDEL, Klin. Wschr. **41,** 589ff. (1963).
20. GAVRILESCO, U., J. COURCON, P. HILLION, J. URIEL, J. LEWIN and P. GRABAR, Bull. Soc. Chim. Biol. (Paris) **37,** 803 (1955).
21. GÖTZ, H., G. BERG und F. SCHEIFFARTH, Z. Immunit.-Forsch. **114,** 72 (1957).

22. GRABAR, P., Bull. Soc. Chim. Biol. (Paris) **36,** 65 (1954).
23. GRABAR, P. and C. A. WILLIAMS, Biochim. Biophys. Acta **10,** 193 (1953).
24. GRABAR, P. and C. A. WILLIAMS, Biochim. Biophys. Acta **17,** 67 (1955).
25. GRABAR, P., R. FAUVERT, P. BURTIN and L. HARTMANN, Rev. franc. Clin. Biol. **1,** 175 (1956).
26. GRABAR, P. and P. BURTIN, Presse Méd. **63,** 804 (1955).
27. GRABAR, P. et al. P. BURTIN, L'analyse immuno-électrophorétique (Paris 1960).
28. HEREMANS, J. F., Les globulines sériques du systéme gamma (Bruxelles 1960).
29. PETTE, D., Klin. Wschr. **38,** 109 ff. (1960).
30. SCHEIFFARTH, F., H. GÖTZ und W. FRENGER, Ärztl. Wschr. **27,** 573 (1956).
31. SCHEIFFARTH, F., H. GÖTZ, G. BERG und H. HOPFENSBERGER, Klin. Wschr. **36,** 678 ff. (1958).
32. SVENNILSON, E., S. J. DENCKER and B. SWAHN, VIIth. Internat. Congr. Rom 1961.
33. URSING, B., 2. Liquor-Kolloquium, 4. bis 6. 7. 1963, Münster (Westf.).
34. WILLIAMS, C. A. und P. GRABAR, J. Immunol. **74,** 158 (1955).
35. WUHRMANN, F. und H. H. MÄRKI, Dysproteinämien und Paraproteinämien (Basel-Stuttgart 1963).
36. FRICK, E., CSF-Symposion 7. bis 9. 9. 1964, Rostock.
37. FRICK, E., Immunoelektrophoretische Untersuchungen über „spezifische" Proteine im Liquor cerebrospinalis, z. Z. noch im Druck Klin. Wschr.
38. HOCHWALD, G. M. und A. J. THORBECKE, Clin. chim. Acta **8,** 678 (1963).
39. HOCHWALD, G. M. und A. J. THORBECKE, Proc. Soc. exp. Biol. Med. **109,** 91 (1962).
40. HOCHWALD, G. M. und A. J. THORBECKE, Arch. Biochem. Biophysics **101,** 325 (1963).
41. KUTT, H., F. MCDOWELL, L. CHAPMAN, J. H. PERT and L. J. HURWITZ, Neurology **10,** 1064 (1960).
42. LATERRE, E. C., J. F. HEREMANS, Clin. chim. acta **8,** 220 (1963).
43. STEIN, W., T. BORKOWSKI, M. TUSZIEWISZ, Z. Immunforschg. **120,** 130 (1960).
44. FREUND, J. and K. MCDERMOTT, Proc. Soc. exp. Biol. (N. Y.) **49,** 548 (1942).

11. Enzymproteine im Liquor

Enzyme sind Katalysatoren, die bestimmte biochemische Reaktionen spezifisch steuern. Alle bisher bekannten Enzyme sind Eiweißkörper und umgekehrt scheint der weitaus größte Teil des Körpereiweißbestandes irgendeine enzymatische Funktion auszuüben. Die Existenz von mindestens 1000 verschiedenen Enzymen ist nach dem heutigen Stand unseres Wissens anzunehmen, doch ist bisher nur knapp die Hälfte dieser Enzyme genauer bekannt (3). Die tägliche Enzymbiosynthese des erwachsenen Menschen soll 50 g betragen (30).

Eine stürmische Entwicklung der Enzymforschung hat in den letzten Jahren eine kaum mehr zu überschauende Fülle von neuen Ergebnissen gebracht, die alle Zweige der Medizin zu befruchten beginnen. Einige grundlegende Erkenntnisse der Enzymologie seien zum besseren Verständnis der hier abzuhandelnden enzymologischen Liquoreiweißprobleme kurz vorausgeschickt:

Das wesentliche Kennzeichen der Enzymproteine ist ihre *Wirkungs-* und *Substratspezifität,* welche abhängig ist von der Folge der Aneinanderreihung der Aminosäuren im Enzymmolekül. Nach der heute geltenden Ein-Gen-ein-Enzym-Hypothese wird diese Aminosäurenreihenfolge bei der Enzymsynthese von bestimmten, im Erbgefüge der Zelle verankerten Genen (welche gewissermaßen einen permanent verfügbaren Bauplan darstellen (2)), gesteuert.

Die *Aktivitätsentfaltung* eines Enzyms ist von einer Vielzahl endogener und exogener Faktoren abhängig, die zu einem großen Teil vom Organismus sinnvoll zur Stoffwechselregulation verwandt werden. Von diesen Faktoren, welche die Enzymaktivität bestimmen, sind als wesentliche zu nennen:

1. Die sogenannte Wechselzahl des Enzyms (turn-over-number). Es ist die Zahl der Umgänge eines Enzymmoleküls zwischen Substrat- und Reaktionsprodukten pro Minute. Sie ist Ausdruck der hohen Geschwindigkeit, mit welcher das Enzymmolekül in der zu katalysierenden Reaktion wirksam ist. Die Wechselzahl der meisten Enzyme liegt in der Größenordnung von 10^3 bis 10^6.

2. Die Substratkonzentration. Zur vollen Entfaltung einer Enzymaktivität (d. h. zum vollen Einsatz aller verfügbaren Enzymmoleküle) ist eine bestimmte Substratkonzentration erforderlich. Je größer die Affinität des Enzyms zum Substrat, um so eher wird bei steigender Substratkonzentration eine Sättigung des Enzyms erreicht.

3. Rückkopplungseffekte (feedback-Mechanismen). Stoffwechselprodukte (Metabolite) können die Fähigkeit besitzen, die Enzymaktivität zu aktivieren (positiver feedback) oder aber zu hemmen (negativer feedback).

4. Temperatur und Wasserstoffionenkonzentration. Jedes Enzym besitzt für seine Aktivitätsentfaltung eine optimale Temperatur und einen optimalen p_H-Wert. Dieser Umstand ist bei allen Enzymuntersuchungen unerläßlich zu berücksichtigen[1]).

5. Schließlich ist verständlich, daß für den Enzymeffekt auch die Geschwindigkeit des Enzymabbaues (d. h. Enzymeliminierung vom Wirkungsort) sowie die Induktion bzw. Repression der Enzym(re-)synthese (d. h. Steigerung bzw. Drosselung der intrazellulären Enzymbildung) Bedeutung haben.

Alle Enzyme, welche bisher in der klinischen Enzymdiagnostik Bedeutung erlangt haben, lassen sich unter Berücksichtigung ihres *Wirkungsortes* in zwei Gruppen einteilen (3):

1. Enzyme, deren Wirkungsort außerhalb der Zellen liegt. Hierher gehören einmal die Exkretenzyme, also die Enzyme sekretorischer Drüsen (z. B. α-Amylase, Pepsin, Trypsin). Zum andern zählen hierzu die sogenannten Plasmaenzyme, für welche das Blut spezieller Wirkungsort ist. Wichtigste Vertreter der Plasmaenzyme sind die Gerinnungsfermente. Alle diese Enzyme werden von den Zellen, die sie gebildet haben, aktiv in extrazelluläre Räume ausgestoßen.

2. Enzyme, deren Wirkungsort innerhalb der Zellen liegt. Diese sogenannten Zellenzyme sind die Katalysatoren des intrazellulären Stoffwechsels und können außerhalb der Zellen durch das Fehlen von Co-Enzymen und der Mehrzahl ihrer spezifischen Substrate nicht zur Funktion gelangen (38). Bei den Zellenzymen sind zu unterscheiden: Einerseits die Hauptkettenenzyme (7) – z. B. Transaminasen, Lactatdehydrogenase, Aldolase und andere mehr –, die ubiquitär in allen Zellen des Organismus vorhanden sind und die Hauptreaktionen des Intermediärstoffwechsels katalysieren und andererseits die organspezifischen Enzyme – z. B. Phosphatasen, Creatinphosphokinase und andere mehr – die nur oder zumindest vermehrt in bestimmten Zelltypen vorkommen. Die Organspezifität dieser zuletzt genannten Enzyme ist meist nicht absolut, sondern nur relativ (4). Je nach seinen spezifischen Aufgaben und Leistungen enthält jedes Organ sein sogenanntes Enzymverteilungsmuster, d. h. einen Satz bestimmter Enzyme in typischer Konzentration. Die Kenntnis und Analyse dieser Enzymmuster verschiedener Organe hat bereits heute große diagnostische Bedeutung erlangt (12, 21). Schließlich läßt die Wirkungslokalisation im Zellraum noch eine weitere Differenzierung der Zellenzyme zu. So trennt man die mehr oder weniger reinen Zytoplasmaenzyme (z. B. LDH) von Mitochondrienenzymen (z. B. Sorbitdehydrogenase).

Das Antreffen von *Zellenzymen im extrazellulären Raum* (z. B. in den Körperflüssigkeiten)

---

[1]) Als *Enzym-Einheit* soll nach den Empfehlungen der I.U.P.A.C. von 1961 (13) diejenige Enzymaktivität verstanden werden, die bei Substratsättigung, 25 °C und optimalem p_H Wert in einer Minute die Umwandlung von 1 μMol Substrat katalysiert. Es empfiehlt sich dringend, sich dieser internationalen Einheiten zu bedienen, da eine Vielzahl anderer noch immer gebräuchlicher Einheiten die Vergleichsmöglichkeit verschiedener Untersuchungsergebnisse nicht zuläßt oder zumindest erschwert.

ist stets auf ein passives Überströmen der Enzyme aus dem Zellraum, also auf eine Permeabilitätsänderung der Zellgrenzen zurückzuführen. Eine derartige Veränderung der zellulären Grenzfunktionen ist häufig Folge eines pathologischen Zellgeschehens (z. B. Hypoxie oder Zelluntergang), tritt aber auch schon bei gesteigertem Zellstoffwechsel (z. B. vermehrte Muskelarbeit) unter physiologischen Verhältnissen auf. In geringen Konzentrationen sind demzufolge Zellenzyme in den Körperflüssigkeiten zu erwarten (vorwiegend als Folge einer physiologischen Zellmauserung); aber auch eine ungewöhnliche Zellenzymvermehrung in extrazellulären Räumen ist zunächst noch kein absolut sicherer Hinweis für ein pathologisches Geschehen. Aus der verschiedenen Lokalisation innerhalb der Zelle erklärt sich die unterschiedliche Austrittsgeschwindigkeit der Zellenzyme bei Membranpermeabilitätsstörungen. Am leichtesten werden die reinen Zytoplasmaenzyme aus der Zelle austreten können, am schwersten die in den Mitochondrien lokalisierten Enzyme (46).

Noch vor wenigen Jahren wurden Enzyme gleicher Substratspezifität als homogen angesehen. Seit es jedoch WIELAND und PFLEIDERER (44) gelungen ist, die LDH in verschiedene Fermentproteine aufzutrennen, ist bis heute schon bei rund 40 Enzymtypen eine Heterogenität des Enzymproteins festgestellt worden. Enzyme, die sich durch physikalisch-chemische Methoden (z. B. durch Chromatographie oder Elektrophorese) in mehrere Proteinfraktionen auftrennen lassen, ohne dabei ihre Substratspezifität zu verlieren, werden *Isoenzyme* genannt (28). Da verschiedene Organe eine unterschiedliche Isoenzymverteilung aufweisen, kann von einer Organspezifität der Isoenzyme gesprochen werden. Hieraus ergeben sich wertvolle Möglichkeiten, die Herkunft der in den Körperflüssigkeiten anzutreffenden Isoenzyme zu analysieren. Von den wichtigsten Enzymen, bei welchen bisher die Existenz von Isoenzymen unterschiedlicher Zahl (2–16) nachgewiesen wurde, seien nur genannt: GOT, Alkaliphosphatase, α-Amylase, LDH, Hexokinase und Esterase (29, 35, 40). Von der weiteren Forschung auf dem Gebiet der Isoenzyme können auch für die Klinik noch wesentliche Erkenntnisse erhofft werden.

Als erfolgversprechend bleiben fernerhin noch Möglichkeiten der *immunologischen Enzym-Differenzierungen* zu erwähnen. Durch Immunisierung mit gereinigter alkalischer Phosphatase sind Antiseren mit spezifischer Enzymhemmung gewonnen worden (37). Auch für eine Reihe von glykolytischen Enzymen (Phosphohexoseisomerase, LDH und andere) sind die Darstellung von Antikörpern und die damit möglichen Präzipitations- und Hemmungs-Reaktionen gelungen (18, 24).

Die rasche Entwicklung der Enzymologie hat es leider mit sich gebracht, daß die *Nomenklatur* der Enzyme häufig jeder Einheitlichkeit und damit einer erforderlichen Übersehbarkeit entbehrt. Von der J. U. P. A. C. ist zur Abhilfe dieses Mißstandes vorgeschlagen worden (13), als Grundlage für die Einteilung und Nomenklatur der Enzyme die katalysierte Gesamtreaktion anzusehen. Danach lassen sich alle Enzyme in 6 Hauptklassen einordnen:

1. Oxydoreduktasen,   2. Transferrasen,   3. Hydrolasen
4. Lyasen,   5. Isomerasen,   6. Ligasen (Synthetasen)

Es kann hier nicht als Aufgabe angesehen werden, die *Methodik der verschiedenen Enzymbestimmungen* zu referieren. Im Prinzip beruhen alle Enzymnachweise darauf, daß man der zu untersuchenden Körperflüssigkeit das dem Enzym entsprechende spezifische Substrat zufügt. Gemessen wird dann die Geschwindigkeit des Substratumsatzes eventuell durch Einschaltung einer sogenannten „Indikatorreaktion". Grundlage für diese Messungen bilden die fermentoptischen Teste nach WARBURG.

Angeregt durch die bereits große klinische Bedeutung, welche enzymatische Untersuchungen in Blut und Serum erlangt haben, hat es in den letzten Jahren auch an intensiven Studien über Enzyme im Liquor nicht gefehlt (40). Eine Vielzahl der Enzyme, welche im Serum anzutreffen sind, konnte inzwischen auch im Liquor – teils unter physiologischen, teils nur unter pathologischen Verhältnissen – nachgewiesen werden. Bislang hat das Interesse dieser Liquoruntersuchungen fast ausschließlich den Zellenzymen und hier wiederum vorwiegend den sogenannten Hauptkettenenzymen gegolten, da mit Recht erwartet werden konnte, daß man diesen Enzymen, die zur enzymatischen

Grundausrüstung aller Gewebe gehören, am ehesten auch im Liquor begegnen würde. Sehr umfangreich sind schon heute die klinischen Berichte, welche über Enzyme der Glykolyse, des Citronensäure-, des Pentosephosphatzyklus und des Aminosäurenstoffwechsels im Liquor vorliegen. Wenn bei näherer Betrachtung der bisherigen Ergebnisse von Liquorenzymuntersuchungen nur schwer klare Erkenntnisse sich abzeichnen und zum Teil widerspruchsvolle Beobachtungen aufzufinden sind, sollte man sich die *prinzipiellen Schwierigkeiten* dieser Untersuchungen vor Augen führen:

a) Während Enzymaktivitäten in Blut und Serum bezüglich ihrer Konstanz oder ihrer kurzfristigen Änderung durch wiederholte Blutentnahmen überprüft werden können und häufig müssen, fehlt diese Möglichkeit bei Liquorenzymbestimmungen.

b) Sogenannte Normalwerte von Liquorenzymen sind schwer zu ermitteln, da die Indikationen zu einer Liquorentnahme eng begrenzt sind.

c) Der im Vergleich zum Serum schon unter normalen, erst recht aber unter pathologischen Verhältnissen erheblich schwankende Gesamt-Eiweißgehalt des Liquors ist bei allen Liquorenzymbestimmungen zu berücksichtigen, da verständlicherweise eine Korrelation zwischen Enzymaktivität und Proteingehalt des Liquors besteht. Nur die Angabe eines auf den Proteingehalt bezogenen „Aktivitäts-Index" kann daher Aussagewert haben.

d) Ebenso wie hämolytische Seren für Enzymbestimmungen unbrauchbar sind, stören auch geringste Blutbeimengungen zum Liquor (artefiziell!) alle Enzymuntersuchungen. Es ist bekannt, daß Erythrozyten Enzymmengen enthalten, die diejenigen im Plasma um das 100–1000fache übertreffen (34).

Viele Enzyme im Liquor sind bisher nur vereinzelt an einem meist kleinen und oft sehr heterogenen Krankengut untersucht worden. Von Übersichten über alle bisher im Liquor nachgewiesenen Enzyme (1, 5, 6, 40) kann daher insbesondere bezüglich der in ihnen enthaltenen Angaben über Normalwerte und über pathologisch bedingte Aktivitätsänderungen kein einheitliches Bild erwartet werden. Auch müßte eine solche Liste der Liquorenzyme laufend durch kontinuierlich erfolgte Mitteilungen weiterer Einzelbeobachtungen ergänzt werden, so daß hier auf eine erneute tabellarische Übersicht verzichtet werden soll.

Zu den wenigen Enzymen, welche bei Liquoruntersuchungen bisher ein breiteres Interesse gefunden haben, gehören neben den Transaminasen (Glutamat-Oxalacetat-Transaminase, Glutamat-Pyruvat-Transaminase) (23, 27, 32, 42) vor allem auch die Lactatdehydrogenase, die Malatdehydrogenase und Phosphohexoseisomerase (10, 14, 17, 36, 41, 43). Hier scheint es wenigstens in gewisser Form möglich, aus den Ergebnissen einer Vielzahl von Mitteilungen einige Erkenntnisse von allgemeiner Gültigkeit – auch über das *enzymologische Bild des normalen Liquors* – herauszuarbeiten:

1. Zwischen Serum- und Liquor-Enzymaktivitäten ist keine obligate Parallelität aufzufinden. Aktivitätsänderungen der Liquorenzyme gehen häufig ohne gleiche Änderungen im Serum einher und umgekehrt. Ohne Zweifel besteht also eine gewisse Unabhängigkeit der Enzymproteine des Liquors von denen des Serums (10, 32, 32a, 33, 43, 47).

2. Unter Berücksichtigung der Proteinmenge liegt im normalen Liquor die Aktivität der (glykolytischen) Enzyme wesentlich höher als im Serum (10, 14), d. h. also der „Aktivitäts-Index" dieser Enzyme ist im Liquor erheblich größer als im Serum. Vielleicht bestehen hier Beziehungen zu einem erhöhten Energiestoffwechsel im Zentralnervensystem.

3. Sowohl bei den Transaminasen als auch bei den glykolytischen Enzymen wurde immer wieder – wenn auch nicht unwidersprochen (10, 22) - eine Altersabhängigkeit

festgestellt, insofern als mit zunehmendem Alter ein Ansteigen der Enzymaktivitäten parallel läuft (8, 9, 19, 41). Demzufolge wird ein Altersfaktor bei allen Liquorenzymuntersuchungen gefordert.
4. Wie im Serum zeigen auch im Liquor alle Enzyme bereits ohne pathologische Einflüsse starke Aktivitätsschwankungen. So liegt die Variationsbreite (V%) der Normalwerte bei den glykolytischen Enzymen über 30% (10). Einzelwerten ist daher nur mit großer Zurückhaltung eine Bedeutung beizumessen. Da Kontrollen durch erneute Liquorentnahme nur selten möglich sind, empfiehlt sich, bei allen enzymatischen Liquoruntersuchungen gleichzeitig mehrere – wenn möglich funktionsverwandte – Enzyme zu messen, um bedeutungslose Zufälligkeiten von Einzelbefunden eher zu erkennen.

Auch die Möglichkeit einer Differenzierung von *Isoenzymen* ist bei enzymatischen Liquoruntersuchungen bereits aufgegriffen worden und hat bei manchen Enzymen (u. a. Lactatdehydrogenase und Esterase) zu sehr wertvollen Ergebnissen geführt (4, 11, 20, 20a, 26). Eingehender untersucht wurden vor allem die Isoenzyme der Lactatdehydrogenase mit der von WIEME (45) entwickelten Technik in der Agar-Elektrophorese und anschließender Inkubation eines chromogenen Substrates (mit Nitro-blau-Tetrazolium) (20). Hierbei zeigte sich, daß im normalen Liquor ähnlich wie im Serum 5 Lactatdehydrogenase-Isoenzymfraktionen mit einem Dominieren der ersten drei (schnell anodisch wandernden) Fraktionen nachzuweisen sind. Gewisse Unterschiede zwischen dem Isoenzymmuster des Serums und des Liquors bestehen nur in der relativen Mengenverteilung der einzelnen Fraktionen. Diese in gewisser Weise liquorcharakteristi-

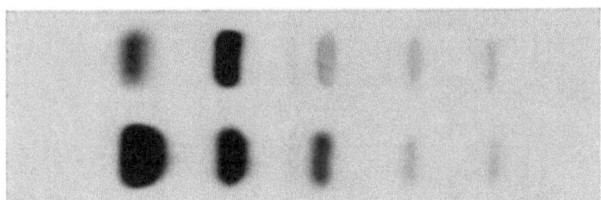

Abb. 13. LDH-Isoenzymmuster

sche LDH-Isoenzym-Verteilung findet sich im normalen, aber auch in einer Vielzahl von pathologisch veränderten Liquoren und zwar auch unabhängig vom Gesamteiweißgehalt (11, 20, 22, 26).

Besonders beachtenswert erscheint wieder die Feststellung, daß das LDH-Isoenzymmuster im Liquor keine Beeinflussung durch ein evtl. pathologisches LDH-Muster im Serum erfährt oder umgekehrt.

Großes Interesse verdienen fernerhin Untersuchungen über die Verteilung der LDH-Isoenzyme in verschiedenen Organextrakten des Zentralnervensystems (20, 26, 31, 39). Sehr auffällig ist hier das unterschiedliche Dominieren verschiedener Isoenzymfraktionen in verschiedenen topographischen Bereichen des Nervensystems [Abb. 14]. Wenn sich dann außerdem noch gezeigt hat (16, 26), daß im Foetalhirn ein anderes LDH-Isoenzymmuster (Vorherrschen der 3. und 4. Fraktion) als im ausgewachsenen Hirn anzutreffen ist, ergibt sich die Frage nach möglichen Beziehungen der topographischen Isoenzymdifferenzen zu ontogenetischen Faktoren. Zu erwähnen bliebe in diesem Zusammenhang auch die hypothetische Annahme, daß im frühesten Entwicklungsstadium in allen Gewebsarten eine einheitliche Aktivitätsverteilung der LDH-Isoenzyme mit Maximum in Bande III besteht und daß mit der Entwicklung zum vorzugsweise aerob (z. B. Herz, Gehirn, Niere) oder aber anaerob (z. B. Skelettmuskel, Leber, Epidermis) arbeitenden Gewebssystem die Ausprägung eines LDH-Isoenzymmusters mit Betonung der 1. oder aber der 5. Fraktion einhergeht (31). In gewisser Weise wird diese

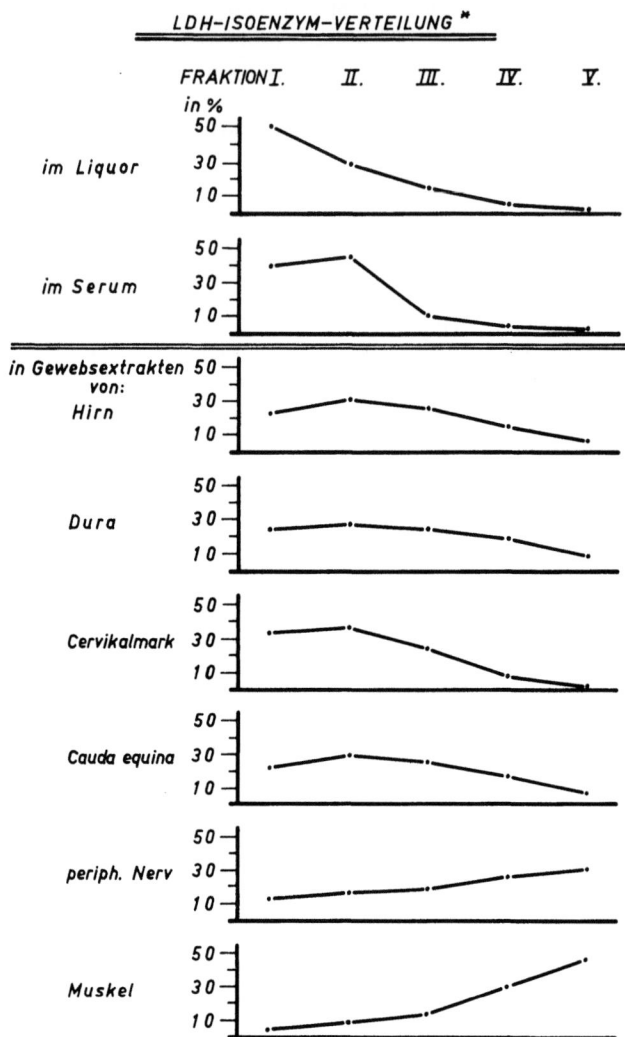

* Zusammenstellung erfolgte unter Verwertung von mitgeteilten Befunden von Lowenthal und van der Helm sowie eigenen Beobachtungen.

Abb. 14. LDH-Isoenzym-Verteilung in verschiedenen Organextrakten

Hypothese, nach welcher ein Dominieren der 5. LDH-Isoenzymfraktion auf anaerobe Stoffwechselvorgänge hinweisen könnte, durch die Enzymanalyse von maligne entartetem Gewebe unterstützt.

Isoenzymstudien in der Liquoreiweißforschung stehen erst an ihrem Beginn, doch dürfen bereits heute an weitere Untersuchungen große Erwartungen geknüpft werden. Vor allem wird das Auffinden und Vergleichen von Isoenzymmustern verschiedener Enzyme in Liquor, Serum und Nervengewebsextrakten sowie in histochemischen Bildern noch weitere wertvolle Beiträge zur Frage der Herkunft der Liquorenzyme (mit evtl. Rückschlüssen auf die Lokalisation pathologischer Vorgänge) geben können.

Bisher ist der *Ursprungsort der Liquorenzyme* noch Gegenstand lebhafter Diskussionen. Eine Liquorspezifität oder gar eine enzymatische Aufgabe im Liquorraum hat sich für kein Liquorenzym bislang ergeben. Für alle Zellenzyme setzt der Übertritt in extrazelluläre Räume – und als ein solcher ist der Liquorraum anzusehen – eine Permeabilitätsänderung von Zellmembranen voraus.

Welche Zellen sind nun für die im Liquor anzutreffenden Zellenzyme in Betracht zu ziehen? Sehr unterschiedlich wird hier die Bedeutung hämatogener Zellelemente bewertet. Für die meisten Liquorenzyme ist eine Beziehung zwischen ihrer Aktivitätshöhe und der Zellzahl (zumindest mäßigen Ausmaßes) bestritten worden (10, 14, 22). Indessen konnten LDH-Isoenzymstudien (20) zeigen, daß bei einer purulenten Meningitis das pathologische Liquorenzymmuster in auffälliger Weise mit dem eines Leukozytenlysates (Dominieren der 4. und 5. Fraktion) übereinstimmt. Ferner zeigte sich, daß dieses pathologische LDH-Enzymmuster im Liquor nur im akuten Stadium der eitrigen Meningitis bei granulozytärer Pleozytose nicht aber mehr in der mono- bzw. lymphozytären Heilphase der Erkrankung – und ebensowenig bei lymphozytären Meningitiden – anzutreffen ist (11). Diese Befunde lassen wohl zu Recht vermuten, daß zumindest die Granulozyten unter den hämatogenen Zellen, sofern sie vermehrt im Liquor auftreten, als Quelle einer Liquor-LDH-Steigerung in Betracht kommen. Allerdings nicht unerwähnt dürfen hier widersprechende histochemische Studien von KISTLER und BISCHOFF (22) bleiben, die die intrazelluläre LDH-Aktivität an verschiedenen Liquorzellelementen untersuchten und fanden, daß – neben Tumorzellen – Retikulumzellen und deren reaktiv veränderte Formen eine hohe LDH-Aktivität, Monozyten und jugendliche Lymphozyten eine schwache Aktivität besitzen. Polynukleäre Leukozyten und Plasmazellen erwiesen sich aber als LDH-negativ.

Neben den hämatogenen Zellen im Liquor sind weiterhin histiozytäre Elemente und abgeschilferte Tumorzellen als Ursprungsort von Liquorenzymen zu diskutieren. Für letztere kann eine Beziehung zur LDH-Aktivität im Liquor – und zwar wiederum auch auf Grund von Isoenzymstudien – als gesichert und vielleicht sogar diagnostisch bedeutungsvoll angesehen werden (20a, 22).

Schließlich ist zu vermuten, daß auch liquorraumnahe Nerven-, Ependym- oder Gliazellen Zellenzyme in den Liquor passieren lassen. Hierüber liegen aber unseres Wissens bisher keine genaueren Beobachtungen vor. Ein erheblicher Anstieg der Enzymaktivitäten, welcher unter der Pneumenzephalographie im Liquor gesehen wurde (48), könnte diese Annahme einer schnellen Abgabe von Fermenteiweiß aus dem Ependym, den Plexus oder den Meningen stützen.

Immer wieder wird darauf hingewiesen, daß insbesondere auch Störungen der Permeabilität der Blut-Hirn- und Blut-Liquorschranke die Enzymaktivität im Liquor maßgeblich beeinflussen (5, 23, 43). Ohne Zweifel kann angenommen werden, daß gröbere Schrankenstörungen, welche vermehrt Serumproteine übertreten lassen, auch zum Auftreten von Serumenzymproteinen im Liquor führen. Andererseits aber konnte gezeigt werden (15), daß die intakte Blutliquorschranke für Plasmaenzyme undurchlässig ist, also das physiologische Auftreten von Liquorenzymen auf andere Quellen zurückgeführt werden muß. Auch sprechen isoliert im Liquor (d. h. ohne parallellaufende Befunde im Serum) zu beobachtende pathologische Isoenzymmuster bei eindeutigen Blutliquorschrankenstörungen (z. B. bei Meningitiden (20, 11)) gegen die Annahme, daß eine schrankenabhängige Passage von Serumenzymen in den Liquor zur Erklärung auch pathologisch gesteigerter Enzymaktivitäten im Liquor ausreicht.

Wenn im vorstehenden den sehr aktuellen Problemen der Enzymproteine im Liquor ein etwas breiterer Raum gegeben wurde, so deshalb, weil die Enzymologie auch in der Liquorforschung der kommenden Jahre einen Schwerpunkt darstellen wird und von dort wertvolle Impulse für die klinische Liquordiagnostik zu erwarten sind, zumal dann, wenn es gelingen sollte, organ-spezifische Enzyme des Nervensystems im Liquor aufzufinden.

Literatur

1. ABDERHALDEN, R., Klinische Enzymologie (Stuttgart 1958).
2. AEBI, H., Dtsch. Med. J. **13,** 314 ff. (1962).
3. AMMON, R. und W. DIRSCHERL, Fermente-Hormone-Vitamine (Stuttgart 1959).
4. BARRON, K., zit. nach BAUER u. HABECK, Internist **4,** 535 ff. (1963).
5. BAUER, H. und D. HABECK, Internist **4,** 535 ff. (1963).
6. BAUER, H., Kongress psych. neurol. Ges. d. DDR Dresden 17.–19. 10. 1963
7. BÜCHER, TH., E. SCHMIDT und F. W. SCHMIDT, 9th Middle East Med. Ass. Beirut 1959.
8. CANAL, N. und L. FRATTOLA, Riv. Pat. Nerv. Ment. **81,** 165 ff. (1960).
9. CANOVA, G. F. und S. SARTORI, Minerva Pediat. **12,** 1456 ff. (1960).
10. DELANK, H. W., Dtsch. Z. Nervenheilk. **184,** 632 ff. (1963).
11. DELANK, H. W. und G. J. ENGELMANN, CSF-Symposion, Rostock 7. bis 9. 9. 1964.
12. DELKESKAMP, A., E. SCHMIDT und F. W. SCHMIDT, Dtsch. med. Wschr. **84,** 189 (1959).
13. DILLMANN, A., Dtsch. med. Wschr. **87,** 1065 ff. (1962).
14. ENGELHARDT-GÖLKEL, A., E. FRICK, A. SCHRADER und U. STUHLFAUTH, Klin. Wschr. **36,** 580 ff. (1958).
15. FLEISHER, G. A. und U. G. WAKIN, Proc. Staff. Meet. Mayo Clin. **31,** 640 (1956).
16. GERHARD, W., J. CLAUSEN und H. ANDERSEN, Acta neurol. Scand. **39,** 31 (1963).
17. GREEN, J. B. und H. A. OLDEWURTEL, J. neurosurg. **17,** 70 ff. (1960).
18. GREGORY, K. F. und F. WROBLEWSKI, J. Immunol. **81,** 359 (1958).
19. HAIN, R. F. und J. NUTTER, Arch. Neurol. (Chic.) **2,** 331 ff. (1960).
20. VAN DER HELM, H. J., H. A. ZONDAG und F. KLEIN, Clin. chim. Acta **8,** 193 ff. (1963).
20a. VAN DER HELM, H. J., H. A. ZONDAG und F. KLEIN, Clin. chim. Acta **7,** 124 (1962).
21. KALK, H., E. SCHMIDT, F. W. SCHMIDT und E. WILDHIRT, Klin. Wschr. **36,** 657 (1958).
22. KISTLER, G. und A. BISCHOFF, 2. Liquorkolloquium 4. bis 6. 7. 63 in Münster (Westf.).
23. LENDING, M., L. B. SLOBODY und J. MESTERN, Neurology (Minneap.) **9,** 672 ff. (1959).
24. LIPSELT, M. N., R. B. REISBERG und O. BODANSKI, Fec. Proc. **16,** 213 (1957).
25. LOWENTHAL, A., M. VAN SANDE und D. KARCHER, J. Neurochem. **7,** 135 (1961).
26. LOWENTHAL, A., D. KARCHER und M. VAN SANDE, J. Neurochem. **11,** 247 ff. (1964).
27. MANN, ST. A., N. DE PASQUALE and R. PETERSON, Neurology (Minneap.) **10,** 381 ff. (1960).
28. MARKERT, C. L. und F. MÖLLER, Proc. nat. Acad. Sci. (Wash.) **45,** 753 (1959).
29. MCGEACHIN, R. L. und J. M. REYNOLDS, Ann. N. Y. Acad. Sci. **94,** 812 (1961).
30. OPPITZ-SPECHT, G. und V. KLINGMÜLLER, Internist **4,** 530 ff. (1963).
31. PFLEIDERER, G., E. D. WACHSMUTH, Klin. Wschr. **39,** 352 ff. (1961).
32. PREČ, A., J. KRYSA und J. MAYER, Cst. Neurol. **24,** 380 (1961).
32a. PREČ, A., J. KRYSA und J. MAYER, Psychiat. Neurol. med. Psychol. (Lpz.) **13,** 406 ff. (1961).
33. PRYD, H. und H. KIRKEBY, Nord. Med. **62,** 1514 ff. (1959).
34. RICHTERICH, R., Nat. Med. Nordmark **16**/1, 1–14 (1964).
35. RICHTERICH, R., P. SCHAFROTH und H. AEBI, Clin. chim. Acta **8,** 178 (1963).
36. DE RISIO, C. und N. CUMINGS, Ric. Neurobiol. **6,** 646 ff. (1960).
37. SCHLAMOWITZ, M. und O. BODANSKI, J. Biol. Chem. **234,** 1433 (1959).

38. Schmidt, E. und F. W. Schmidt, Bibl. gastroent. **4,** 15ff. (1961).
39. van Sande, M., A. Lowenthal und D. Karcher, Acta neurol. Scand. **38,** 1 (1962).
40. Spiegel-Adolf, M., Progr. Neurol. Psychiat. **17,** 290ff. (1962).
41. Spolter, H. und H. Thompson, Neurology (Minneap.) **12,** 53ff. (1962).
42. Stevens, I. D., F. A. Majka und F. L. Humoller, Dis. nerv. Syst. **20,** 460ff. (1959).
43. Tyler, H. R. und L. Bromberger, J. nerv. ment. Dis. **130,** 54ff. (1960).
44. Wieland, Th. und G. Pfleiderer, Biochem. Z. **329,** 112 (1957).
45. Wieme, R. J., Studies on Agar Gel Electrophoresis (Brussels 1959).
46. Wildhirt, E., Nat. Med. Nordmark **XIV/13,** 563ff. (1962).
47. Wroblewski, F., B. Decker und R. Wroblewski, New Engl. J. Med. **258,** 635 (1958).
48. Heitmann, R., R. Löser und A. Stammler, Dtsch. Z. Nervenheilk. **186,** 2, 121ff. (1964).

C. Das pathologische Liquoreiweißbild

1. Begriffsbestimmungen und -erläuterungen

Solange die chemische Struktur der Eiweißkörper noch weitgehend unbekannt und somit eine exakt-analytische Beschreibung von Eiweißgemischen nicht möglich ist, wird auch die Deskription von Liquoreiweißbildern nur auf der mehr oder minder summarischen Mitteilung von Verhaltensweisen der Eiweißkörper bei methodisch unterschiedlichen Untersuchungen basieren können. Eine Synopsis derartiger Befundergebnisse unter klinischen Gesichtspunkten ist anzustreben, und deutlich hat sich in den letzten Jahrzehnten die Überlegenheit einer funktionell-genetischen Betrachtungsweise gegenüber der rein empirischen Registrierung mehr oder weniger charakteristischer Liquorveränderungen erwiesen. Das *isolierte* Betrachten von sogenannten Liquoreiweißsyndromen jedoch birgt erhebliche Gefahren in sich, da hierbei oft voreilig ,,Liquorbefunde" zu ,,Liquordiagnosen" erhoben werden. Jedes einzelne Liquoreiweißbild muß demzufolge am klinischen Gesamt des dazugehörenden Krankheitsbildes seine Orientierung finden und kann nur von dort einen diagnostischen Wert erlangen.

Voraussetzung aber für dieses Bemühen um eine klinisch orientierte ,,Liquordiagnostik" bzw. ,,Liquoreiweißdiagnostik" ist das Erarbeiten klarer Begriffe und deren Aussagegrenzen. Der Versuch einer ordnenden Übersicht über die pathologischen Liquoreiweißbilder soll daher von der Definition uns wesentlich erscheinender Begriffe seinen Ausgang nehmen.

a) Liquoreuproteinose

Im Serum des gesunden Menschen sind sowohl der Gesamtproteingehalt als auch die Verteilung der bisher bekannten und definierten Proteinfraktionen konstant innerhalb nur enger Grenzen anzutreffen. Dort, wo im Serum alle durchführbaren chemischen, physikalisch-chemischen und immunologischen Eiweißuntersuchungsmethoden zu quantitativ und qualitativ ,,normalen" Resultaten führen, ist der Begriff der Euproteinämie geprägt worden (34). In Analogie hierzu kann auch im Liquor, diese gleichen Gegebenheiten vorausgesetzt, von einer Euproteinose gesprochen werden. Allerdings bleibt hervorzuheben, daß im Vergleich zur Euproteinämie die physiologischen Grenzwerte, welche vom Begriff der Liquoreuproteinose umspannt werden, wesentlich weiter auseinander liegen. So wurde bereits dargelegt, daß vor allem der Gesamtproteingehalt im Liquor aus verschiedenen Gründen großen physiologischen Schwankungen unterliegt. Hier zeigt sich besonders deutlich, daß die Liquoreuproteinose in ihren Grenzbereichen wenig scharf umrissen ist und der Übergang zur pathologischen Dysproteinose sehr fließend erfolgt. Es ist vorgeschlagen worden, (30) ganz allgemein leichte, nicht sicher als pathologisch anzusprechende Liquorauffälligkeiten (besonders aber leicht auffällige Liquoreiweißwerte) als ,,subnormale" Liquorbefunde zu bezeichnen, obwohl dieser Begriff ursprünglich (9, 14, 18) auf signifikante Liquorproteinverminderungen (unter

15 mg%) mit kombinierter Verschiebung des Albumin: Globulin-Verhältnisses begrenzt und mit einer pathologisch überstürzten Liquorproduktion in Zusammenhang gebracht wurde. Es mag dahingestellt bleiben, ob eine derartige Begriffsausweitung angestrebt werden sollte. Allerdings dürfte das Problem der subnormalen Liquoreiweißbefunde zu einfach gesehen werden, wenn man diese vornehmlich oder gar ausschließlich als durch methodische Unzulänglichkeiten bedingt wertet (30). Ob Grenzwerte bei der quantitativen Liquorproteinbestimmung, aber auch bei allen anderen Eiweißuntersuchungen als „noch normal" oder als „schon pathologisch" anzusprechen sind, ergibt sich im Einzelfall aus der Zuordnung zum gesamten Eiweißbild unter Berücksichtigung aller methodischen und klinischen Gegebenheiten. Die Grenzen der Euproteinose können daher letztlich nur bei Kenntnis der klinischen Gesamtsituation abgesteckt werden.

b) Liquordysproteinose

Wenn unter dem Begriff der Dysproteinämie allgemein eine Störung im Aufbau des Serum- und Plasmaproteingefüges mit Verschiebung des quantitativen Verhältnisses der Proteinfraktionen untereinander verstanden wird (34), so läßt sich die Liquordysproteinose als Störung der quantitativen Relation der verschiedenen Proteine im Liquoreiweißspektrum definieren (28). Es erscheint zweckmäßig, für die Begriffsbestimmung der Dysproteinose – analog zur Dysproteinämie (35) – das Antikörperspektrum nicht zu berücksichtigen, da die bisherigen Kenntnisse über den Antikörpergehalt in Serum und Liquor des Gesunden noch sehr gering sind. Ob es über quantitative Gefügestörungen im Serum- und Liquoreiweißbild hinaus auch noch echte qualitative Veränderungen durch das Auftreten von völlig fremd strukturierten Proteinen gibt, ist bislang ungeklärt. Die Insuffizienz der derzeitigen Untersuchungstechnik läßt die Frage offen, ob sogenannte abartige Proteine ausschließlich unter bestimmten pathologischen Verhältnissen in Serum und Liquor anzutreffen sind, oder aber als „Spurenproteine" auch im gesunden Organismus vorkommen. Es erscheint demzufolge berechtigt, den von APITZ (1) geprägten Begriff der Paraproteinose – und auch den der Heteroproteinose (5), welcher neben den eigentlichen Paraproteinen noch alle anderen fremdartigen Proteine (z. B. auch das C-reaktive Protein) umfassen will – in den übergeordneten Sammelbegriff der Dysproteinosen einzureihen (35). Andererseits wird das Serum- und Liquoreiweißbild durch das Auftreten von Paraproteinen – vor allem bei elektrophoretischen und immunologischen Untersuchungen – so typisch geprägt, daß es erforderlich erscheint, die Paraproteinosen als wichtige Sonderform der Dysproteinosen hervorzuheben (35).

Während im Serum die Mehrzahl der Dysproteinämien normoproteinämisch ist, d. h. einen Gesamtproteinspiegel im Normalbereich zeigt, sind die Liquordysproteinosen wesentlich häufiger mit Hyper- und gelegentlich auch mit Hypoproteinosen korreliert. Aber auch bei normalen Gesamteiweißwerten sind im Liquor Dysproteinosen zu beobachten, insbesondere bei Verwendung von elektrophoretischen Untersuchungsmethoden. Der Serumeiweißforschung ist es empirisch gelungen, eine Mehrzahl von Dysproteinämiekonstellationen herauszuarbeiten. Bestimmte Dysproteinämietypen gestatten eine Zuordnung zu bestimmten Krankheiten, Krankheitsgruppen oder Krankheitsphasen und erlangen somit diagnostische Bedeutung (35). Es hat nicht an klinischen Bemühungen gefehlt, auch unter den pathologischen Liquoreiweißbildern bestimmte Konstellationstypen aufzufinden, die bei „funktionell-genetischer" Betrachtungsweise (19) jeweils in ein bestimmtes patho-physiologisches Geschehen eingefügt werden könnten. Die kritische Gegenüberstellung von Liquoreiweißbildern zu klinischen Krankheitsbildern läßt jedoch immer wieder erkennen, daß eine pathophysiologische Deutung von pathologischen Liquoreiweißveränderungen nur sehr begrenzt möglich ist, d. h. mit anderen Worten: von einer „pathophysiologischen Spezifität" der Liquordysproteinosen kann – wenigstens bislang – kaum gesprochen werden. Wenn dennoch – und sicherlich zu Recht – die klinische Erfahrung (21) eine Reihe typischer Liquorsyndrome kennt, „die zum mindesten eine Gruppendiagnostik erlauben", so ist hier darauf hinzuweisen, daß in derartigen Liquorsyndromen neben dem Liquoreiweißbild stets auch das Liquorzellbild Berücksichtigung findet. Ganz allgemein läßt sich sagen, daß eine Liquordysproteinose vom Liquorzellbild her häufig eine pathogenetische Deutung und damit diagnostische Wertigkeit bekommen kann. Für die klinische Praxis ist hieraus zu folgern, daß eine diagnostische Bewertung von Liquoreiweißbildern die gleichzeitige Kenntnis des Liquorzellbildes (und zwar nicht nur der Zellzahl, sondern auch des Differentialzellbildes) zur Voraussetzung hat.

An dieser Stelle wäre einmal die grundsätzliche Frage einzufügen, welche Liquoruntersuchungen für eine möglichst optimale Liquordiagnostik in der Klinik routinemäßig – d. h. unabhängig von bestimmten Fragestellungen – gefordert werden sollten. Aus unserer eigenen klinischen Erfahrung, die sicherlich subjektiv ist und sich nicht völlig mit der anderer Kliniken decken wird, schlagen wir als Routineuntersuchungsprogramm vor:

A. Liquorzellbild
 a) Zellzahl
 b) Zelldifferenzierung (zumindest in granulozytäre und histiozytär-mononukleäre (lymphozytäre) Zellelemente.
B. Liquoreiweißbild
 a) Gesamteiweißgehalt (volumetrische Bestimmung nach der KAFKA-Methode).
 b) Kolloidreaktion (vorzugsweise Goldsolreaktion)
 c) Eiweißpherogramm (Papierelektrophorese).

Für eine große Zahl von Krankheitsbildern wird es möglich sein, mit den so gewonnenen Befunden die Aussage-Möglichkeiten, welche eine Liquoruntersuchung derzeitig zu bieten hat, ausreichend auszuschöpfen. Darüber hinaus werden allerdings spezielle Fragen, die sich bei bestimmten Erkrankungen ergeben, noch besondere chemische, serologische oder immunologische Untersuchungen erforderlich machen.

In den meisten Liquorsyndromen zeigt eine nähere Betrachtung der Liquoreiweißbilder, daß die dort anzutreffenden Dysproteinosen trotz mancher Variationen auffällig uniforme Züge aufweisen. Und zwar treten immer wieder, weitgehend unabhängig von der Art des Krankheitsprozesses (allerdings am deutlichsten bei entzündlichen Prozessen) zwei unterschiedliche Grundformen der Dysproteinosen in Erscheinung, die in einer gewissen Beziehung zur Phase des Krankheitsgeschehens stehen:

a) *Dysproteinosen bei akuten Prozessen:* Bei mäßigen Gesamteiweißerhöhungen zeigen die Kolloidreaktionen Mittelkurven und die Eiweißelektrophorese ein Mischpherogramm (= serumähnliches Pherogramm infolge eines stärkeren Übertrittes von Serumeiweiß in die Liquorräume bei Schrankenstörungen) oder aber eine α_1-Globulin-Erhöhung, gelegentlich auch Erhöhungen der Albumine und der V-Fraktion.

b) *Dysproteinosen bei subakuten oder chronischen Prozessen:* Bei meist stärkeren oder wechselnden Gesamteiweißerhöhungen zeigen die Kolloidreaktionen Linksbetonung der Kurven und die Eiweißelektrophorese eine unterschiedlich deutliche Vermehrung der β- und γ-Globuline.

Von SAYK (24) wird hervorgehoben, daß sich diesen beiden Dysproteinoseformen bestimmte Zellbilder und auch eine unterschiedliche Glukose- und Chloridtoleranz im Liquor zuordnen lassen. Die Dysproteinosen der akuten Krankheitsphasen sind meist mit einer leukozytären Emigration, die der subakuten Phase mit einer histiozytärmononukleären Zellproliferation und einer Verminderung des Glukose- und Chloridgehaltes im Liquor korreliert.

Zu betonen bleibt aber auch hier nochmals, daß die Liquorproteinosebilder, die ihre Prägung durch die Summe der Eiweißuntersuchungsbefunde erhalten, isoliert nur einen begrenzten Aussagewert besitzen; zu ihrer Ausdeutung ist vielmehr der Bezug zum klinischen Gesamtbild unerläßlich.

c) Liquorbegleitdysproteinose

Eine Dysproteinämie wirkt sich stets mehr oder minder deutlich auch auf eine veränderte Zusammensetzung der Proteine in allen transzellulären Flüssigkeiten, so auch im Liquor cerebrospinalis aus. Zwischen Serum und Liquor erfolgt ein rascher Austausch der Eiweißkörper, wobei die Blutliquorpassage der Globuline infolge ihres meist größeren Molekulargewichtes etwas langsamer als die der Albumine erfolgt. Nach etwa 70–100 Stunden stellt sich ein dynamisches Gleichgewicht ein (26, 35). Dieser rasche Austausch von Proteinen bedingt eine enge Beziehung zwischen Serum- und Liquoreiweißbildern. Nicht selten wird bei Erkrankungen, die mit einer schweren Dysproteinämie einhergehen (z. B. chronische Polyarthritiden, Leberzirrhosen, maligne Tumoren, Nephrosen oder Plasmozytome) auch eine Störung des Liquoreiweißspektrums gesehen, ohne daß es dabei zu klinisch faßbaren neurologischen oder psychopathologischen Erscheinungen kommen muß (36, 37). Es erscheint aus klinischen Gesichtspunkten ratsam, diese Liquordysproteinosen, welche lediglich Dysproteinämien begleiten und nicht mit klinischen Symptomen einer organischen Erkrankung des ZNS verbunden sind, von allen übrigen Liquoreiweißstörungen abzugrenzen. Wir schlagen vor, hier von Liquorbegleitdysproteinosen zu sprechen. Ihre Existenz hat für die klinische Praxis wichtige Konsequenzen insofern als die Beurteilung von Liquoreiweißbildern die gleichzeitige Kenntnis der betreffenden Serumeiweißbilder erfordert. Insbesondere sollte kein Liquorelektrophoresediagramm ohne gleichzeitiges Vorliegen eines Serumpherogramms befundet werden.

d) Dissoziationssyndrome

Es wurde bereits erwähnt, daß Liquorsyndrome mit klinisch-diagnostischer Bedeutung ihre Prägung nicht nur durch die Liquoreiweißverhältnisse, sondern meist zusätzlich durch das Liquorzellbild (zumindest durch die Zellzahl) erfahren. Vor allem eine unterschiedliche Beteiligung einerseits der Proteine und andererseits der Zellelemente an einem pathologischen Liquorbild wird seit längerem klinisch herausgestellt und zu verschiedenen Krankheitsbildern in Beziehung gesetzt. Aber allein schon der differente Ausfall verschiedener Eiweißreaktionen kann die Liquordysproteinose in typischer Weise kennzeichnen, so daß man auch hier rein deskriptiv von Syndromen sprechen kann. Bei der Beschreibung derartiger Liquorsyndrome ist es zur Gewohnheit geworden, den unterschiedlichen Reaktionsausfall bei verschiedenen Untersuchungsmethoden als Dissoziation zu bezeichnen. Folgende (Liquor-)Dissoziationssyndrome haben bisher aus klinischer Sicht Bedeutung bekommen:

Proteino-zytologische Dissoziation. (Die 1916 von GUILLAIN und BARRÉ hierfür eingeführte, heute immer noch sehr gebräuchliche Bezeichnung ,,Dissociation albuminocytologique" halten wir für nicht sehr glücklich, da der Begriff Albumin nicht alle hier beteiligten Eiweißanteile umfaßt (6).) Dieses Syndrom ist gekennzeichnet durch eine deutliche Eiweißvermehrung bei fehlender oder nur geringer Pleozytose. Zu finden ist dieses Dissoziationssyndrom keineswegs nur bei der Polyradiculitis, bei welcher es zunächst beobachtet und beschrieben wurde. Auch andere entzündliche Erkrankungen des Zentralnervensystems (z. B. Toxoplasmosen, Encephalitiden, Myelitiden) können gelegentlich, ebenso wie raumfordernde oder vasodegenerative Prozesse ein solches „GUILLAIN-BARRÉ"sches Syndrom in mehr oder weniger deutlicher Ausprägung zeigen. Eine nähere Untersuchung der Eiweißbilder bei allen diesen pleozytosefreien Liquorhyperproteinosen (6, 29, 35) läßt sehr unterschiedliche Befunde in den Kolloidreaktionen und im Pherogramm erkennen. Manchmal sind Kolloidkurven und Elektrophoresediagramme völlig unauffällig, häufiger findet sich aber eine Linkskurve mit Vermehrung der γ-Globuline oder eine nur gering auffällige Kolloidkurve mit serumähnlichem Pherogrammbefund (Mischpherogramm). Die Unterschiedlichkeit der Liquoreiweißbilder läßt einen verschiedenartigen Entstehungsmechanismus dieser Hyperproteinosen vermuten. Als Ursache so erheblicher Liquoreiweißvermehrungen werden heute neben serös entzündlichen Exsudationen (2, 6, 23, 27) und permeabilitätsabhängigen Transsudaten (6, 20, 32) auch eine pathologisch gesteigerte Quellbarkeit des kollagenen Faserwerkes der Leptomeninx, vorzugsweise im Spinalkanal (24) diskutiert. Für die letztere Hypothese, welche annimmt, daß über eine Hygrophilie der Leptomeninx es infolge des Wasserentzuges zu einer Eindickung des Liquors kommt, könnten die Fälle sprechen, bei welchen die Gesamt-Eiweißerhöhung ohne pathologische Kolloidkurven und ohne Veränderungen im Pherogramm zu beobachten sind. Hier wäre die Hyperproteinose lediglich Ausdruck einer unter pathologischen Verhältnissen erfolgten Einengung des Liquors mit Eiweißkonzentrierung. Andererseits sprechen die GUILLAIN-BARRÉ'schen Syndrome mit Vermehrung der γ-Globuline mehr für entzündliche Prozesse und die mit Ausbildung eines Mischpherogramms eher für eine Störung der Blut-Liquor-Schranke. Gerade am Beispiel der proteino-zytologischen Dissoziation ist zu erkennen, wie es einer Betrachtungsweise, welche patho-physiologische Abläufe einbezieht, gelingt, Liquorbefunde in die klinische Diagnose einzubauen.

Zytoproteinische (auch *zytoalbuminische) Dissoziation*. Hier kommt es umgekehrt bei deutlicher Pleozytose zu keiner oder nur geringer Eiweißvermehrung (9), es liegt also eine normoproteinische Pleozytose im Liquor vor. Dieses Liquorsyndrom ist ganz vorwiegend bei entzündlichen Erkrankungen (manchen Meningitiden und Enzephalitiden) (11) zu beobachten, aber ebenfalls keinem bestimmten Krankheitsbild typisch oder gar spezifisch zuzuordnen. Am häufigsten ist es als flüchtiges Durchgangssyndrom in der frühen Initialphase der Poliomyelitis und der abakteriellen Meningitiden anzutreffen. Hier kann selbst bei Zellzahlen von mehreren 1000/3 der Eiweißgehalt noch normal sein. Das Zellbild zeigt vorwiegend Granulozyten. Wenn oft schon nach wenigen Stunden die granulozytäre Pleozytose in eine lymphozytäre sich umwandelt, sind dann meist auch ansteigende Eiweißwerte zu beobachten. Die Liquorzytologie ermöglicht gelegentlich eine weitere Differenzierung der zytoproteinischen Dissoziation (24, 25), z. B. bei der eosinophilen Meningoenzephalitis (12), bei Fremdkörpermeningitiden und leukämischen Infiltrationen im leptomeningealen Gewebe (31). Sehr unterschiedlich kann bei diesem Liquorsyndrom der Ausfall der Kolloidreaktionen und das Eiweißpherogramm sein. In gewisser Abhängigkeit von Art und Dauer des Krankheitsprozesses werden neben völlig normalen Eiweißreaktionen deutliche pathologische Kolloidkurven und Elektrophoresebefunde beobachtet. Mit anderen Worten: dieses Liquorsyndrom kann euproteinisch oder dysproteinisch in Erscheinung treten. Entsprechend der Häufigkeit seines Auftretens bei frischen abakteriellen Meningitiden läßt das Liquoreiweißbild nicht selten die oben näher beschriebenen dysproteinischen Auffälligkeiten der akuten Prozesse erkennen. Wie so oft ermöglicht auch hier bei diesem Liquorsyndrom erst die simultane Betrachtung von Zell- und Eiweißbild eine klinisch-diagnostische Deutung.

Kolloido-proteinische (auch *albumino-kolloide*) *Dissoziation.* Hier zeigen bei normalem Gesamteiweißgehalt die Kolloidreaktionen, vor allem Mastix- und Goldsolkurven einen pathologischen Befund mit vorwiegend linksständigen Zacken. Am bekanntesten ist dieses Liquorsyndrom bei der Multiplen Sklerose geworden. Aber auch bei anderen, vorwiegend entzündlichen Erkrankungen des Zentralnervensystems (z. B. bei metaluischen Erkrankungen und bei manchen Meningoenzephalitiden) findet sich dieses Eiweißspektrum. Ist eine kolloido-proteinische Dissoziation – wie in den meisten Fällen – mit einer eindeutigen γ-Globulinvermehrung im Pherogramm verbunden, läßt sich mit ziemlicher Sicherheit auf ein chronisch entzündliches Geschehen schließen.

Selbst unabhängig vom Gesamt-Eiweißgehalt kann allein die Kombination einer Linkskurve mit einer deutlichen γ-Globulin-Vermehrung als sicherster Hinweis des Liquoreiweißbildes auf einen entzündlichen Prozeß gewertet werden. Ausgehend vom Pherogramm wird hier auch von einem „kolloidfällenden γ-Typ" (16) gesprochen. Da Ausnahmen die Regel bestätigen, soll nicht unerwähnt bleiben, daß wir kürzlich bei einem multiformen Glioblastom einen ausgeprägten „kolloidfällenden γ-Typ" im Liquor antrafen und dadurch zunächst diagnostisch fehlgeleitet wurden. Ähnlich „atypische" Liquoreiweißbilder wurden auch von FRICK (38) bei einigen Kleinhirnbrückenwinkeltumoren beobachtet.

Vereinzelt kann auch die kolloido-proteinische Dissoziation mit mittel- oder rechtsständigen Zacken in der Kolloidkurve angetroffen werden. Bei gleichzeitig vorliegender Pleozytose (granulozytär) und Vermehrung der Albumine oder der niedermolekularen Globuline entspricht dann dieses Liquoreiweißbild wiederum einer Dysproteinose bei einer akuten Phase.

Kolloide Dissoziation: Bei Untersuchungen über die Salzsäure-Kollargol-Reaktion (SCR) hat DUENSING (1941) auf einen bisweilen unterschiedlichen Ausfall der SCR und der anderen Kolloidreaktionen aufmerksam gemacht. Und zwar war die SCR bei Multipler Sklerose oder metaluischen Krankheitsfällen seltener, bei Zerebralsklerosen und Hirnverletzungen häufiger positiv als die Goldsol- oder Mastixkurven. Weitere Untersuchungen über die SCR (17) haben dann aufzeigen können, daß der Ausfall der SCR nicht nur von der Eigenschaft („Qualität") der Eiweißkörper, sondern auch von der Anzahl der Eiweißpartikel (unter 20 mg% Gesamt-Eiweiß ist kaum, oberhalb 30 mg% fast immer eine pathologische SCR anzutreffen) abhängig ist. In dieser Beziehung der SCR zum Gesamt-Eiweißwert scheint offenbar die wesentliche Ursache für einen gelegentlichen diskordanten Ausfall der Kolloidreaktionen zu liegen.

Eine pathologische SCR bei normaler oder fraglicher Goldsolreaktion wird als „kolloide Dissoziation" bezeichnet (17) und häufig bei nicht entzündlichen Erkrankungen (zerebrale Gefäß- und Abbauprozesse, Krampfleiden, degenerative Erkrankungen) gesehen. Differentialdiagnostisch kann hier die SCR Bedeutung bekommen, da der gleichzeitige pathologische Ausfall von SCR und Goldsolreaktion ganz überwiegend nur bei entzündlichen Prozessen des Zentralnervensystems zu beobachten ist.

Globulino-kolloide Dissoziation: Dieses Liquorsyndrom konnte erst durch die elektrophoretische Auftrennung der Liquorproteine erfaßt werden. Es ist gekennzeichnet durch eine Globulinvermehrung im Pherogramm bei mehr oder minder völlig unauffälligen Kolloidkurven. Je nachdem welche Globuline durch einen Anstieg auffallen, lassen sich unterscheiden:

1. eine α-globulino-kolloide Dissoziation: Das Liquorpherogramm zeigt hier eine Vermehrung der α-Globuline und zwar vorwiegend der α_1-Globulin-Fraktion (als Äquivalent der α_2-Globulin-Vermehrung im Serum? (22)). Diesem Pherogrammbild vom α-Typ (4), welches fast stets ohne oder mit nur gering pathologischen Kolloid-

reaktionen anzutreffen ist, begegnet man ziemlich ubiquitär in der Initialphase akuter Krankheitsbilder (sehr ausgeprägt z. B. kurz nach Krampfanfällen, bei akuten Katatonien, frischen Hirnkontusionen, Meningitiden, LANDRYschen Paralysen). Vielleicht ist dieser Befund ganz allgemein als Ausdruck einer ergotropen Stoffwechselsteigerung anzusehen und im Sinne eines vorwiegend zerebral lokalisierten unspezifischen Adaptionssyndroms nach SELYE zu werten (7).

2. eine β-globulino-kolloide Dissoziation: Hier ist das Eiweißpherogramm gekennzeichnet durch eine Erhöhung der β-Globuline (bzw. der τ-Fraktion). Ausgeprägte β-Typ-Pherogramme werden eigentlich niemals mit pathologischen Kolloidkurven (Goldsol- und Mastixkurven) zusammen gesehen und sind ein häufiger, keineswegs aber obligater Befund bei nichtentzündlichen chronischen Prozessen des Zentralnervensystems (8, 13). Hirnatrophische Prozesse, Epilepsien, Defekt-Schizophrenien, weniger zerebrale Gefäßprozesse – und nur selten Hirntumoren – können im Liquor β-Globulin-Vermehrungen in Erscheinung treten lassen. Klinische Beobachtungen haben gewisse Beziehungen dieser β-Globulin-Vermehrungen zum Verlauf (Progredienz) eines zerebralorganischen Geschehens möglich gemacht. Vor allem bei hirnatrophischen Syndromen wird eine Vermehrung der Liquor-β-Globuline als Hinweis auf einen progredienten Prozeß diskutiert (8).

Neuere Untersuchungen (15) konnten zeigen, daß das Transferrin in Serum und Liquor die größte Einzelfraktion der β-Globuline darstellt und ziemlich parallel zu den elektrophoretischen Befunden bei Epilepsien und Systematrophien auch eine Vermehrung des Liquortransferrins zu sehen ist. Demgegenüber werden bei chronisch entzündlichen Erkrankungen und Tumoren des Nervensystems aber auch bei gefäßabhängigen Hirnatrophien die Liquortransferrinwerte häufig erniedrigt angetroffen. Vielleicht kann von der Bestimmung des Liquor-Transferrin-Gehaltes ein weiterer differentialdiagnostischer Beitrag bei der Deutung hirnatrophischer Bilder im Pneumenzephalogramm erhofft werden.

3. Eine γ-globulino-kolloide Dissoziation: Da die Proteine, welche in den Kolloidreaktionen die Fällungen bewirken, vorwiegend zu den γ-Globulinen gehören, ist eine γ-Globulin-Vermehrung im Pherogramm (sogenannter γ-Typ) meist mit einer pathologischen Kolloidkurve (Linkskurve) verbunden. Gelegentlich jedoch fehlt bei Liquor-γ-Globulinerhöhungen mäßigen Ausmaßes eine pathologische Kolloidreaktion, so daß von einer γ-globulino-kolloiden Dissoziation gesprochen werden kann. – Wird dieses Liquorsyndrom vom Pherogramm her betrachtet, läßt es sich auch als „stummer γ-Typ" im Gegensatz zum „kolloidfällenden γ-Typ" (siehe oben) bezeichnen (16). – Verbunden mit unterschiedlichen Gesamt-Eiweiß-Werten und gelegentlich leichten Pleozytosen begegnet man diesem Liquoreiweißbild bei zerebralen Gefäßprozessen, posttraumatischen Zustandsbildern, entzündlichen Restzuständen (z. B. neuroluischen Defekten) und Neuritiden. Naheliegend ist die Vermutung, daß die „stummen" γ-Globuline der γ-globulino-kolloiden Dissoziation sich von denjenigen γ-Globulinen, deren Vermehrung mit pathologischen Kolloidreaktionen in Erscheinung tritt, strukturell unterscheiden und es sich bei ihnen nicht um Immunglobuline handelt.

Literatur

1. APITZ, K., Virchows Arch. path. Anat. **306,** 631 (1940).
2. BANNWARTH, A., Arch. Psych. Z. Neur. **113,** 284ff. (1941).
3. BANNWARTH, A., Arch. Psych. Z. Neur. **115,** 566ff. (1943).
4. BAUER, H., Dtsch. Z. Nervenheilk. **170,** 381 (1953).
5. BENNHOLD, H., Klin. Wschr. **31,** 1100 (1953); **31,** 388 (1953).

6. DELANK, H. W. und E. MACHETANZ, Dtsch. Z. Nervenheilk. **174,** 189 ff. (1956).
7. DELANK, H. W., Gütersloher Fortbildungswoche 1957.
8. DELANK, H. W., Fortschr. Neurol. Psych. **25,** 355 (1957).
9. DEMME, H., Die Liquordiagnostik in Klinik u. Praxis (München-Berlin 1950).
10. DEMME, H., Med. Klin. **51,** 85 (1956).
11. ESKUCHEN, H., Liquoruntersuchung (München 1930).
12. ESSELIER, A. F. und G. FORSTER, Schweiz. Med. Wschr. **1957,** 822.
13. ESSER, H. und F. HEINZLER, Dtsch. Med. Wschr. **77,** 1329 (1952).
14. FANCONI, G., Ergebn. inn. Med. **57,** 399 (1939).
15. FRICK, E., Klin. Wschr. **41,** 75 ff. (1963).
16. HABECK, D., Psychiat. Neurolog. **139,** 4, 185 ff. (1960).
17. HABECK, D., Dtsch. Z. Nervenheilk. **177,** 309 ff. (1958).
18. KAFKA, V., I-Kurse ärztl. Fortbildg. **24,** 1 (1933).
19. KAFKA, V., Dtsch. Z. Nervenheilk. **173,** 103 ff. (1955).
20. KANDAL, P., Schweiz. Arch. Neurol. Psych. **75,** 83 (1955).
21. LÜTHY, F., Liquor cerebrospinalis in Handb. d. inn. Med. Bd V/1 1048 (Berlin-Göttingen-Heidelberg 1953).
22. MATIAR, H. und C. SCHMIDT, Dtsch. Z. Nervenheilk. **176,** 200 (1957).
23. PETTE, H., Die akut. entzündl. Erkrankungen d. Nervensystems (Leipzig 1942).
24. SAYK, J., Schw. Arch. Neurol. Neurochirurg. Psychiatr. **93,** 1, 75 ff. (1964).
25. SAYK, J., Cytologie d. Cerebrospinalflüssigkeit (Jena 1960).
26. SCARDI, V. und V. BONAVITA, Clin. Chim. Acta **4,** 322 (1959).
27. SCHALTENBRAND, G., Die Nervenkrankheiten (Stuttgart 1951).
28. SCHMIDT, R. M., Kongr. Psych. Neurolog. Ges. i. d. DDR 17. bis 19. X. 1963 sowie World Neurol. **3,** 782 ff. (1962).
29. SCHMIDT, R. M., Klin. Wschr. **39,** 106 ff. (1961).
30. SCHÖNENBERG, H., Der Liquor cerebrospinalis im Kindesalter (Stuttgart 1960).
31. SPRIGGS, A. J., J. Neurol. Neurosurg. Psychiatr. **21,** 305 (1958).
32. STEGER, J., Dtsch. Z. Nervenheilk. **170,** 106 (1953).
33. YORDANOV, B. J., Savr. Med. **10,** 74 ff. (1959).
34. WUHRMANN, F., Helv. med. Acta **12,** 712 (1945).
35. WUHRMANN, F. und H. H. MÄRKI, Dysproteinämien u. Paraproteinämien (Basel-Stuttgart 1963).
36. WEISE, H. J., Klin. Wschr. **38,** 1040 ff. (1960).
37. MOESCHLIN, S., Schweiz. med. Wschr. **1943,** 1043.
38. FRICK, E., Diskussionsbemerkung: CSF-Symposion 7. bis 9. 9. 1964 Rostock.

2. Funktionell-genetische Deutung pathologischer Liquoreiweißbilder

Letztlich läßt sich jede pathologische Veränderung des Liquors als Folge einer Störung der physiologischen Liquorbereitung ansehen. Dabei ist eine Vielzahl von pathogenetischen Faktoren in Abhängigkeit vom Krankheitsgeschehen zu diskutieren und meist sind im Einzelfall gleichzeitig mehrere pathophysiologische Vorgänge als Ursache der verschiedenen Liquorveränderungen in Erwägung zu ziehen. Eine funktionell-genetische Betrachtungsweise muß demzufolge ihren Ausgang nehmen von denjenigen physiologischen Mechanismen, welche durch ihr Zusammenwirken die Beschaffenheit des Liquors bedingen. Es kann hier nicht der Ort sein, die Physiologie und morphologische Gebundenheit des sehr komplexen Geschehens der Liquorbildung und der Liquordynamik abzuhandeln und den Stand unseres derzeitigen Wissens auf diesem Gebiet (20) zu referieren. Lediglich für eine orientierende Übersicht lassen sich die dabei wesentlichen physiologischen, aber auch pathophysiologischen Vorgänge in drei Funktionskreisen zusammenfassen (Abb. 15). Diese Gliederung soll bezüglich ihrer anatomischen

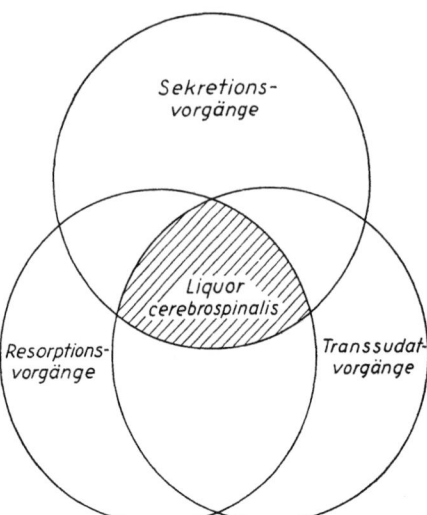

Abb. 15. Schematische Gliederung der Vorgänge bei der Liquorbildung

und physiologischen Grundlagen im folgenden nicht weiter interpretiert werden, sondern nur soweit Beachtung finden, als sich von dort Zugänge zum Verständnis und eventuell zur Deutung pathologischer Liquoreiweißbilder ergeben.

a) Sekretionsabhängige Liquoreiweißveränderungen

Als erwiesen kann heute angesehen werden, daß die Hauptmenge des Liquors durch eine echte sekretorische Leistung der Plexus chorioidei in die Ventrikel produziert wird. Von Krankheitsprozessen, welche den Plexusbereich miterfassen und vor allem dort ausgedehnte Restzustände hinterlassen, kann demzufolge erwartet werden, daß Störungen der Liquorsekretion für eventuell vorhandene Liquorveränderungen von ursächlicher Bedeutung sind. Außer nach traumatischen und entzündlichen Schädigungen sind insbesondere bei Epilepsien Verwachsungen mit Epithelatrophie und Bindegewebshyperplasie am Plexus beobachtet worden (3). Bereits KAFKA (12) hatte eine bestimmte Auffälligkeit des Liquoreiweißes, nämlich eine Verminderung des Liquorgesamtproteingehaltes, als typische Folge einer Funktionsstörung der Plexus chorioidei gedeutet. Ergebnisse neuerer Untersuchungen (10) können als Bestätigung dieser Vorstellung angesehen werden, so daß heute als gemeinsame Ursache zahlreicher Gesamteiweiß-Verminderungen Defektbildungen an den für die Liquorbereitung maßgeblichen sekretorischen Strukturen herausgestellt werden. Aber auch auf die Bedeutung einer gestörten Liquorresorption für eine Proteinverminderung im Liquor wird heute wie früher (21) hingewiesen, so daß ein niedriger Gesamteiweißwert allein noch keine Rückschlüsse auf bestimmte pathophysiologische Vorgänge zuläßt.

Interessant ist allerdings fernerhin, daß nicht selten zusammen mit Gesamt-Eiweiß-Verminderungen eine Erhöhung der elektrophoretischen V-Fraktion, welche bekanntlich umgekehrt wie das Gesamt-Eiweiß innerhalb der Liquorräume in kraniokaudaler Richtung eine physiologische Abnahme erfährt, im Lumballiquor gesehen wird (10). Nimmt man nun an, daß die kleinmolekularen Proteine der V-Fraktion im Laufe der Liquorpassage schnell wieder resorbiert werden – wodurch ihr verminderter Gehalt in den unteren Liquorräumen zu erklären wäre – so kann ein hoher V-Fraktion-Wert im Lumballiquor entweder als Hinweis auf eine pathologisch beschleunigte Liquorpassage, die keine genügende Zeit für alle Resorptionsvorgänge beläßt, oder aber auf einen Defekt resorbierender Strukturen gedeutet werden. Mit anderen Worten, dort wo Gesamteiweiß-Erniedrigungen im Lumballiquor mit Erhöhungen der V-Fraktion verbunden sind, ist neben einer gestörten Liquorsekretion auch eine Resorptionsstörung für die Genese des pathologischen Eiweißbildes in Betracht zu ziehen.

Schwerste Sekretionsstörungen haben das klinische Bild der Hypo- bzw. Aliquorrhoe zur Folge. Über das hierbei bestehende Liquoreiweißbild liegen kaum Kenntnisse vor, da die zur Verfügung stehenden Liquormengen für eingehende Eiweißuntersuchungen meist nicht ausreichen.

Pathologische Sekretionsverhältnisse dürften auch für das Zustandekommen eines sogenannten Kompressionsliquors von gewisser Bedeutung sein, obwohl hierbei nur durch ein Zusammenwirken verschiedener pathophysiologischer Vorgänge (auch der Resorption und vor allem der Transsudation) die schweren Veränderungen des Liquoreiweißbildes zu deuten sind. Ein Kompressionsliquor (Sperrliquor, Nonne-FROINsches-Syndrom) entsteht stets unterhalb eines Hindernisses, welches an irgendeiner Stelle des Liquorsystems die freie Liquorpassage und damit die Verbindung zu den Stellen der physiologischen Liquorsekretion behindert. Dieser Sperrliquor entbehrt also der physiologischen Erneuerung durch den „Urliquor" des Plexus chorioideus. Der unterhalb der Stopstelle anzutreffende Liquor zeichnet sich durch eine leichte Xanthochromie, extrem hohe Eiweißwerte, gelegentliche Spontangerinnung, fehlende Pleozytose und ein serumähnliches Pherogramm aus, bietet also eine typische proteinozytologische Dissoziation. Je tiefer das Passagehindernis im Liquorsystem sich befindet, um so stärker sind gewöhnlich die Störungen des Eiweißbildes ausgeprägt. Demzufolge sind bei Bandscheibenvorfällen oder Wirbelmetastasen im Lendenwirbelsäulenbereich meist höhere Eiweißwerte zu beobachten als z. B. bei Kleinhirnbrückenwinkeltumoren. Das – wie oben erwähnt – eigentlich stets anzutreffende „Mischpherogramm" verbunden mit Rechtskurven in den Kolloidreaktionen ist als Ausdruck der abartigen leptomeningealen, endothelialen Liquorproduktion zu betrachten (19) und dürfte beim Kompressionsliquor die Bedeutung gestörter Permeabilitätsverhältnisse (siehe weiter unten) doch wohl in den Vordergrund stellen. Für die Annahme, daß lumbale Gesamt-Eiweißerhöhungen nicht resorptionsabhängig sind, sondern bei lokalen Schrankenänderungen durch Übertritt von Serumproteinen zustandekommen, sprechen auch Untersuchungen mit markiertem γ-Globulin (27).

b) Resorptionsabhängige Liquoreiweißveränderungen

Auch das Problem der Liquorresorption kann noch nicht als völlig geklärt gelten. Wenn der Subarachnoidalraum über den Hirnhemisphären mit seinem Abfluß über die Meningealvenen in seiner Bedeutung für die Liquorresorption außer Zweifel steht (1, 7), so werden darüber hinaus wesentliche Resorptionsvorgänge im subarachnoidalen Spinalraum – sogar ein Resorptionsmaximum im Bereich der Cauda equina – angenommen (2, 23). Schließlich kann der Liquor offenbar auch noch über die perineuralen Spalten der Hirn- und Rückenmarksnerven abfließen.

Bei Berücksichtigung dieser physiologischen und anatomischen Gegebenheiten kann angenommen werden, daß resorptionsabhängige Liquoreiweißveränderungen dort am ausgeprägtesten zur Beobachtung gelangen müßten, wo der Liquor von den ihn resorbierenden Regionen abgeschlossen bleibt, also z. B. im Hydrocephalus internus occlusus oder in sogenannten Liquorzysten. Unseres Wissens liegen aber hier bis heute keine genaueren Untersuchungsergebnisse vor. Einzeluntersuchungen von durch Ventrikelpunktion gewonnenem Liquor haben uns unterschiedliche Befunde gebracht[1]). Im wesentlichen hat sich vielmehr immer wieder das für den Ventrikelliquor charakteristische Eiweißbild zu erkennen gegeben, also bei niedrigem Gesamt-Eiweiß-Wert eine starke Erhöhung der V-Fraktion und ebenfalls deutlich hohe Werte der α- und β-Globuline (8, 22). Bisher bestehen somit keine Hinweise dafür, daß der Ventrikelliquor bei anhaltendem Ausschluß von den physiologischen Resorptionsvorgängen eine hierfür charakteristische Änderung seines Eiweißbildes erfährt. Er scheint vielmehr sein typisches Eiweißspektrum zu behalten. Andererseits ist zu diskutieren, ob in den Fällen, in welchen der Lumballiquor die Eigenschaften des Ventrikelliquors zeigt, also gewissermaßen die oben genannten Besonderheiten des Ventrikelliquoreiweißbildes „beibehalten" hat, Resorptionsstörungen von pathogenetischer Bedeutung sind. Dabei könnte eine pathologisch beschleunigte Liquorresorption Ursache oder auch Folge einer verstärkten Liquorrhoe sein. Bei mancher β-Globulin-Vermehrung im Lumballiquor – zumal dann, wenn sie zusammen mit niedrigem Gesamt-Eiweiß und hohem V-Fraktion-Wert auftritt – wären demzufolge vielleicht auch Störungen der Liquorresorption als genetischer Faktor mit in Erwägung zu ziehen.

c) Transsudationsabhängige Liquoreiweißveränderungen

Seit langem schon ist die Abhängigkeit der Liquorbeschaffenheit von Transsudationsvorgängen und damit die Gebundenheit an Permeabilitätsverhältnisse bekannt. Demzufolge werden bei der Deutung von Liquorveränderungen immer mehr Schrankenprobleme, d. h. allgemein die Probleme des Stoffaustausches zwischen Blut, Hirn und Liquor in ein besonderes Blickfeld gestellt. Es steht außer Zweifel, daß die Physiologie der Stoffwechselwege im Zentralnervensystem (4, 13, 17, 18, 25) für das Verständnis vieler Probleme der gesamten Liquorforschung zunehmend große Bedeutung erlangt. Grundlegend wichtig ist vor allem die Erkenntnis, daß der Liquor unter normalen Verhältnissen nur sehr begrenzte Austauschmöglichkeiten zum Hirn und Rückenmark – und zwar nur zu oberflächlichen Regionen – besitzt. Hieraus folgt, daß intrazerebrale Stoffwechselvorgänge keineswegs ihren Niederschlag im Liquor finden müssen, der Liquor vielmehr auch bei gestörtem Hirnstoffwechsel – wenn dieser nämlich überwiegend seinen Weg über die „Blut-Hirnschranke" nimmt – völlig „stumm" bleiben kann. Erst Permeabilitätsstörungen mit vermehrten Diffusionsmöglichkeiten haben eine Beeinflussung der Liquorbeschaffenheit zur Folge.

Verständlicherweise muß hier auf eine ausführliche Darstellung unserer derzeitigen Vorstellungen von den intrazerebralen Stoffwechselwegen und Stoffaustauschmöglichkeiten (4, 13) verzichtet werden. Hervorzuheben bleibt nur, daß frühere Auffassungen, welche die Existenz von 3 getrennten Schranken (Blut-Liquorschranke, Blut-Hirnschranke, Liquor-Hirnschranke) postulierten, diesem sehr komplexen Geschehen nicht mehr gerecht werden

---

[1]) Dabei scheinen diese Befunde davon unabhängig zu sein, ob der Liquor aus verschlossenen, d. h. von den übrigen Liquorräumen getrennten Ventrikeln gewonnen wurde oder aber aus Ventrikeln bei ungestörter Liquorpassage.

können. Vielleicht läßt sich die „Blut-Hirnschranke" als übergeordneter Begriff – unter dem auch die hier vor allem interessierende „Blut-Liquorschranke" als Komponente einzuordnen wäre – aufrechterhalten (17). Oder aber man spricht wie die Angelsachsen allgemein nur von einem „Hirn-Schranken-System" (Brain-Barrier-System), welches alle komplexen, physikochemischen Bedingungen und physiologischen Mechanismen, die den Umtausch zwischen Blut- und Hirnsubstanz regeln, umfaßt. Wesentliche morphologische Elemente dieses Systems sind das Gefäßendothel mit der Basalmembran und die Astroglia als Stoffaustauschvermittler zwischen Kapillarwand und Ganglienzelle (6, 9). Daneben kommt sicherlich der extrazellulären Flüssigkeit eine wesentliche Transportbedeutung zu. Obwohl einige Eigenschaften der Permeabilitäts- und Transportverhältnisse ausschließlich im Bereich des Zentralnervensystems und nicht in anderen Geweben angetroffen wurden, ist bisher keineswegs geklärt, ob der Stoffaustausch im Hirn nur quantitative oder auch qualitative Unterschiede zu dem aller anderen Organe aufweist (13). Das Hirnschrankensystem ist nicht starr, sondern reagiert auf eine Vielzahl von Einflüssen, von welchen ein Teil bereits unter physiologischen Bedingungen wirksam wird und wesentlich den intrazerebralen Stoffwechsel mitreguliert.

Einen orientierenden Überblick über die Stoffaustauschwege im Hirnschrankensystem vermag vielleicht die Abb. 16 zu vermitteln. Dieser schematischen Darstellung möge vor

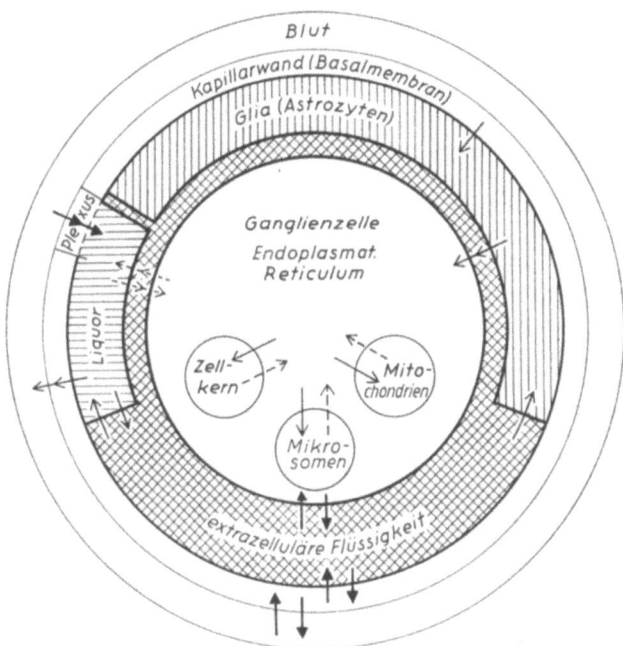

Abb. 16. Schematische Darstellung der ‚Schranken'-Verhältnisse im ZNS

allem auch die grundsätzliche Bedeutung intrazellulärer „Schranken"- und Permeabilitätsverhältnisse entnommen werden. Ihnen wird gerade in jüngster Zeit durch die enzymologische Liquorforschung große Beachtung geschenkt.

Welche Veränderungen oder Auffälligkeiten des Liquoreiweißbildes sind nun als Auswirkungen von schrankenabhängigen Permeabilitätsstörungen anzusehen? Vorausgeschickt werden muß, daß es auch hier kein spezifisches Liquorsyndrom gibt, also dem

Liquoreiweißbild keine diagnostische Aussage über Art und vor allem Lokalisation von Schrankenstörungen zu entnehmen ist. Lediglich umgekehrt können Störungen im Hirnschrankensystem zur Deutung verschiedener Liquoreiweißveränderungen bei funktionell-genetischer Betrachtung herangezogen werden, wobei allerdings vor einem häufig sehr voreiligen und nicht ausreichend begründeten Gebrauch dieser Deutungsmöglichkeit gewarnt werden muß.

Allgemein läßt sich sagen, daß dort, wo das Liquorproteinspektrum seine typische Struktur (häufig unter Angleichung an das Serumproteinspektrum) verliert und einen Zuwachs an sonst im Liquor armen oder gar fremden Proteinfraktionen erfährt, vorwiegend Änderungen im Hirnschrankensystem (neben Sekretionsstörungen) als genetischer Faktor für diese Liquordysproteinose in Betracht zu ziehen sind. Demgegenüber können rein quantitative Veränderungen des Liquoreiweißbildes (also mehr oder weniger reine Hyper- bzw. Hypoproteinosen) allein durch Veränderungen der Sekretions- bzw. Resorptionsverhältnisse ihre Deutung finden (5). Wesentliche Fortschritte zur Aufdeckung solcher transsudationsabhängigen „Dystypien" des Liquoreiweißbildes haben elektrophoretische und immunoelektrophoretische Analysen der Liquorproteine gebracht. Hier hat sich insbesondere gezeigt, daß entsprechend dem Grad der pathologischen Hyperpermeabilität zunehmend das Auftreten großmolekularer Proteine im Liquoreiweißbild zu beobachten ist (5). Als Folge lediglich leichter Schrankenstörungen ist eine Liquor-Albuminvermehrung, z. B. im Initial- und im Residualstadium bei Meningitiden (15) und bei der Poliomyelitis (16), aber auch gelegentlich bei Krampfleiden und posttraumatischen Zustandsbildern anzutreffen. Stärkere Permeabilitätsstörungen lassen im Liquorpherogramm immer deutlicher einen Angleich an die Konturen des Serumpherogramms (sogenanntes Mischpherogramm) erkennen. Im Liquorimmunopherogramm wird dann eine Zunahme und schärfere Prägnanz der Subfraktionierung im α- und β-Globulin-Bereich sowie eine Verlängerung der γ-Globulin-Präzipitationslinie in den β-Globulin-Bereich (ebenfalls ähnlich wie im Serum) auffällig. Schließlich tritt im Liquorpherogramm eine Vermehrung der grobmolekularen γ-Globuline bei meist deutlichem Anstieg des Gesamteiweißwertes hervor. Die Goldsolreaktion soll bei diesen transsudationsabhängigen γ-Globulin-Vermehrungen – die auch als seröser γ-Typ bezeichnet wurden (11) – durch eine tiefe Initial- und breitere 2. Fällungszone gekennzeichnet sein.

Andere Autoren (26) sind der Auffassung, daß diese „Doppelkurven" in den Kolloidreaktionen überwiegend von der Quantität und nicht von der Qualität des Liquoreiweiß bestimmt werden und konstant bei einem Gesamt-Eiweißgehalt von mehr als 300 mg% anzutreffen sind, somit vor allem eine Besonderheit des spinalen Kompressionssyndroms darstellen.

Als Ausdruck einer schweren Schrankenstörung kann im Immunopherogramm das Erscheinen von Makroglobulinen der γ_{1M}-Fraktion, welche normalerweise nicht einmal in Spuren im Liquor vorkommen, gewertet werden. Selbst großmolekulare Heteroproteine, wie das C-reaktive Protein, scheinen gelegentlich die gestörte Blutliquorschranke passieren zu können.

So soll bei Psychosen nach Fieberkurtherapie dieses Protein im Liquor nachgewiesen worden sein (14). Andere Autoren erklären allerdings den von ihnen im Liquor stets negativ angetroffenen Latex-Fixations-Test mit der Größe des Rheumafaktors, welche einen Durchtritt durch die Blut-Hirnschranke unmöglich mache (24).

Zwei pathologische Auffälligkeiten des Liquoreiweißbildes sind somit als charakteristische Auswirkung einer Störung im Hirnschrankensystem (in Sonderheit der Blutliquorschranke) anzusehen:

1. die Dystypie des Liquorpherogramms mit zunehmender Angleichung an das Serumpherogramm und
2. damit häufig verbunden ein Zuwachs an grobmolekularen Proteinen, welche im normalen Liquor nur in kleinen Mengen oder gar nicht anzutreffen sind.

Hervorzuheben bleibt aber nochmals, daß diese Liquoreiweißveränderungen weder auf die Art noch auf den Ort der Störung im Hirnschrankensystem Rückschlüsse zulassen, wenn auch ohne Zweifel der Blutliquorschranke in diesem System eine dominierende Bedeutung zukommt.

Als Folge eines völligen Zusammenbruches der Blutliquorschranke ist schließlich der „*blutige*" *Liquor* oder das hämorrhagische Liquorsyndrom anzusehen. Diagnostisch wesentlich ist hier zunächst die Trennung der artefiziellen Blutungen von den „echten", welche dem Geübten bereits während der Punktion gelingt, da bei einer pathologischen Blutung – im Gegensatz zu artefiziellen Blutbeimischungen – alle Liquorportionen gleichbleibend bluthaltig sind. Darüber hinaus kann durch rasches Abzentrifugieren der zellulären Elemente der Zustand des überstehenden Liquors Auskunft über die Frische der Blutbeimengung geben, da Blutungen, welche länger als 12 Stunden zurückliegen, durch freigewordenes Hämoglobin eine Xanthochromie des Liquors verursachen. Schließlich ist hier auf die differentialdiagnostische Bedeutung zytologischer Untersuchungen hinzuweisen (19). Da gar nicht selten kleinste, makroskopisch kaum sichtbare Blutmengen dem Liquor vor allem bei der Lumbalpunktion artifiziell beigefügt werden, interessiert besonders die Frage, wie groß die Blutbeimengung zum Liquor sein muß, um eine nennenswerte Einwirkung auf das Liquoreiweißbild zu bekommen. Als Antwort läßt sich allgemein sagen, daß Erythrozytenwerte bis zu 2000/3 Zellen das Liquoreiweißbild im wesentlichen unbeeinflußt lassen (23). Darüber hinaus wird dann zunehmend das Liquoreiweißbild von Serumproteinen überlagert und schließlich völlig geprägt. Interessant ist gelegentlich – so sahen wir es vor allem bei älteren Subarachnoidalblutungen – eine starke Vermehrung der β-Globulin-Fraktion im Liquorpherogramm, welche wohl ursächlich mit einer Vermehrung von freigesetztem Hämoglobin in Zusammenhang gebracht werden muß.

Wenn im vorstehenden der Versuch einer funktionell-genetischen Betrachtung von pathologischen Liquoreiweißbildern unternommen wurde, so erhebt dieser keineswegs den Anspruch auf Vollständigkeit, sondern ist lediglich als Aufzeichnung eines methodischen Weges zur klinisch-diagnostischen Deutung von Liquoreiweißbefunden gedacht gewesen. Vor allem möge deutlich geworden sein, daß Liquoreiweißveränderungen nur selten in klaren Korrelationen zu bestimmten, eng begrenzten pathophysiologischen Vorgängen stehen. Vielmehr ist allermeist das Neben- oder Miteinanderwirken einer Vielzahl von pathologischen Abläufen für die Beschaffenheit des Liquorproteinspektrums von ursächlicher Bedeutung. Dieses mehrdimensionale Geschehen zu überschauen, muß Aufgabe des Arztes am Krankenbett bleiben.

Literatur

1. ADAMS, J. E., J. Neurosurg. **8**, 204 (1951).
2. BECKER, H., Nervenarzt **23**, 146 (1952).
3. BIONDI, J., Hdb. spez. patholog. Anat. u. Histol., Nervensystem IV, 826 (Berlin-Göttingen-Heidelberg 1956).
4. BROMAN, F., The Permeability of the Cerebral Venels in Normal and Pathological Conditions (Copenhagen 1949).

5. Burtin, P., in P. Grabar et P. Burtin: Analyse immuno-électrophorétique (Paris 1960).
6. Dempsey, E. W. and G. B. Wislocki, Biophys. Biochem. Cytol. **1**, 245 (1955).
7. Eichhorn, O., Wien. Klin. Wschr. **66**, 388 (1954).
8. Geinert, F. und H. Matiar, Dtsch. Z. Nervenheilk. **179**, 111 (1959).
9. Gershenfeld, H., F. Wald, J. A. Zadunaisky and E. D. P. De Robertis, Neurology **9**, 412 (1959).
10. Habeck, D., Arch. Psych. u. Z. ges. Neurolog. **202**, 354ff. (1961).
11. Habeck, D., Psychiatria Neurologia **139**, 4: 185ff. (1960).
12. Kafka, V., Mschr. Psychiatr. Neurol. **101**, 129 (1939).
13. Lajtha, A., The „Brain Barrier system" in Neurochemistry. herausgegeb. v. K. A. C. Elliott (Springfield/Ill. 1962).
14. Lavitola, G. V., M. Giuliani, H. Talavico, Osped. Psichiat. **26**, 277ff. (1958).
15. Matiar, H. und C. Schmidt, Dtsch. Z. Nervenheilk. **176**, 200 (1957).
16. Oldershausen von, H. F., G. Gries und F. W. Aly, Dtsch. Z. Nervenheilk. **170**, 254 (1953).
17. Quadbeck, G. und H. Helmchen, Dtsch. med. Wschr. **82**, 1377 (1957).
18. Roeder, F. und O. Rehm, Die Cerebrospinalflüssigkeit (Berlin 1942).
19. Sayk, J., Schweiz. Arch. Neurolog. Neurochir. u. Psych. **93**, 75ff. (1964).
20. Schaltenbrand, G., Die Produktion u. Zirkulation des Liquors u. ihre Störungen Hdb. Neurochir. I, 1, 91 (Berlin-Göttingen-Heidelberg 1959).
21. Schaltenbrand, G., Hdb. Neurochir. **3**, 290 (1938).
22. Schmidt, C. und H. Matiar, Dtsch. Z. Nervenheilk. **174**, 443 (1956).
23. Schönenberg, H., Der Liquor cerebrospinalis im Kindesalter (Stuttgart 1960).
24. Starnes, W. R., A. Ulloa and H. L. Holley, Arthritis rheumatism. **4**, 364ff. (1961).
25. Zurlo, A., F. Grandonico, Minerva nucleare **3**, 413ff. (1959).
26. Feudell, P. und G. Woratz, Dtsch. Z. Nervenheilk. **182**, 34ff. (1961).
27. Frick, E., Diskuss. Bemerkung CSF-Symposion 7. bis 9. 9. 1964 (Rostock).

3. Liquordysproteinosen bei verschiedenen Krankheitsbildern

a) Das Liquoreiweißbild bei entzündlichen Erkrankungen des Nervensystems

Die überwiegende Zahl aller organischen Erkrankungen des zentralen Nervensystems führt zu mehr oder minder deutlichen Veränderungen des physiologischen Liquoreiweißbildes, doch sind bei den entzündlichen Prozessen Liquordysproteinosen mit der größten Regelmäßigkeit und in der intensivsten Ausprägung anzutreffen. Dieser fast obligate Liquorniederschlag eines entzündlichen zerebrospinalen Krankheitsgeschehens wird einmal durch die infolge des pathologischen Prozesses häufig gestörten intrazerebralen Schrankenverhältnisse und somit durch den Einbruch von Serumproteinen bedingt. Zum andern darf heute – gerade bei den entzündlichen Erkrankungen – eine Zerebrogenese gewisser, das pathologische Eiweißbild prägender Liquorproteine als erwiesen angesehen werden. Vor allem Untersuchungen mit markiertem γ-Globulin (21) haben zeigen können, daß hier bis zu 90% des Gesamt-γ-Globulingehaltes im Liquor als „liquoreigenes" γ-Globulin anzusehen sind, dessen Bildung als immunologischer Vorgang in den Hirnhäuten und im mesenchymalen Gewebe des Zentralnervensystems vermutet wird. Demgegenüber scheinen alle γ-Globuline des normalen Liquoreiweiß und bei nichtentzündlichen Erkrankungen aus dem Serum zu stammen. Auch für einen wesentlichen Teil der Enzymproteine, deren Aktivitätssteigerung in Abhängigkeit vom

Umfang einer Gewebszerstörung bei entzündlichen Prozessen im Liquor zu beobachten ist (50, 65), kann die Zerebrogenese als wahrscheinlich angesehen werden. Schließlich haben Isoenzymstudien (26) gezeigt, daß auch Leukozyten, die bei manchen entzündlichen Erkrankungen vermehrt im Liquor auftreten, für eine Veränderung des Protein – speziell des Enzymproteinspektrums Bedeutung gewinnen können.

Es ergibt sich somit, daß für alle bei entzündlichen Erkrankungen anzutreffenden Liquordysproteinosen drei verschiedene *Herkunftsorte* in Betracht zu ziehen sind: Serumproteine, Parenchymproteine und Proteine aus zellulären Blutelementen. Die Erscheinungsbilder der Liquordysproteinose sind, wie bereits mehrfach betont, auch bei den entzündlichen zerebrospinalen Erkrankungen unspezifisch. Dennoch ist in gewisser Beziehung zur Floridität und Lokalisation des entzündlichen Prozesses fast immer, d. h. unabhängig von ätiologischen Faktoren, einigen als charakteristisch zu bezeichnenden Liquoreiweißveränderungen zu begegnen.

So ist im *frühen Initialstadium* eines entzündlichen Krankheitsbildes die Liquordysproteinose bei nur mäßiger Gesamteiweißerhöhung und leichteren Fällungen in den Kolloidreaktionen durch eine Vermehrung der kleinmolekularen Proteine (also der V-Fraktion, Albumine und α_1-Globuline) gekennzeichnet.

Eine gelegentliche – in etwa 3% aller Fälle beobachtete 3-Teilung der α-Globuline in der Papierelektrophorese (18) wird mit einer im elektrophoretischen Glykoproteinogramm bei akuten Entzündungen fast immer anzutreffenden Vermehrung der α_1-Glykoproteide (3) in Zusammenhang gesehen. Auch aus quantitativ-chemischen (46, 48) sowie IR-spektroskopischen Untersuchungen (11) ist das rasche Ansteigen der proteingebundenen Kohlenhydrate, bzw. deren Bausteine (z. B. Hexosamin, Neuraminsäure) im Liquor bei entzündlichen Erkrankungen bekannt. Unter den Enzymproteinen soll die Malatdehydrogenase (MDH) besonders frühzeitig und empfindlich mit einer Aktivitätssteigerung im Liquor reagieren (65) und somit vor allem auch Entzündungsrezidive ankündigen. Auffällige Erhöhungen der I. und II. Fraktion der LDH-Isoenzyme sollen bei akut entzündlichen Prozessen lediglich der Ausdruck einer allgemeinen Stress-Situation sein (71).

Mit *Fortdauer* und Fortschreiten eines Entzündungsprozesses am Zentralorgan nehmen gewöhnlich die Gesamteiweißvermehrung und die kolloide Fällungskraft im Liquor zu. Gleichzeitig entwickelt sich immer deutlicher eine Vermehrung der grobmolekularen Globuline. Tiefe und breite Linksausfällungen in den Kolloidkurven verbunden mit exzessiven γ-Globulin-Vermehrungen, die bei der Agar-Elektrophorese unterschiedliche Subfraktionierungen aufweisen, sind schließlich der Ausdruck ausgedehnter parenchymatöser Entzündungsvorgänge (12, 23, 59), so daß man bei diesen Liquoreiweißbildern auch von einem „Parenchymspektrum" gesprochen hat (42).

Das Fortschreiten nekrobiotischer Vorgänge bei entzündlichen Prozessen ist dann meist auch von einem erheblichen Ansteigen der Enzymaktivitäten, vor allem der Transaminasen (50, 65) begleitet. Verlaufskontrollen der Liquortransaminasen – insbesondere der Glutamat-Oxalacetat-Transaminase (GOT) – scheinen bei chronisch entzündlichen Prozessen vielleicht eine Aussage über Progredienz der Erkrankung bzw. Heilungserfolg zu ermöglichen (65).

Wenn überhaupt Beziehungen des immer unspezifischen Liquoreiweißbildes zu *ätiologischen Faktoren* bei entzündlichen Erkrankungen zu sehen sind, so wäre allgemein zu sagen, daß bakterielle Prozesse gewöhnlich starke hyperproteinische Dysproteinosen aufweisen, während alle Virusinfektionen – ebenso auch Leptospirosen und allergisch-hyperergische Prozesse – durchweg nur mit leichteren Gesamteiweißerhöhungen und mäßigen Veränderungen in den Kolloidkurven und im Eiweißpherogramm einhergehen. Doch bestehen auch hier keine festen Korrelationen.

Zu erwähnen bliebe noch, daß schließlich alle *spezifisch-immunologischen Eigenschaften* des Liquors, welche insbesondere bei entzündlichen Krankheitsprozessen von besonderem Interesse sind, an die Liquorproteine gebunden sind. Aus oben dargelegten Gründen möchten wir jedoch das spezifische Antikörperspektrum des Liquors nicht unter die Dysproteinosen einreihen und uns im folgenden lediglich mit einigen Hinweisen begnügen, dort wo der Nachweis spezifischer Antikörper zur Deutung von Liquordysproteinosen wesentlich beiträgt. Andererseits steht außer Zweifel, daß gerade die weitere Entwicklung spezifisch-immunologischer Untersuchungsmethoden im Liquor die klinisch-diagnostischen Möglichkeiten bei den entzündlichen Nervenerkrankungen wesentlich erweitern wird. Diese Bedeutung ist bei den Virusinfektionen bereits eindrucksvoll zu erkennen. Es zeigt sich aber auch, daß umfangreiche virologische und immunologische Fachkenntnisse sowie zunächst noch aufwendige Laboratoriumseinrichtungen hier unerläßliche Voraussetzung für eine Ausnutzung liquordiagnostischer Möglichkeiten sind.

Bei Zuordnung zu größeren nosologischen Einheiten unter den entzündlichen Erkrankungen des Zentralnervensystems sollen im folgenden einige charakteristische Besonderheiten des Liquoreiweißbildes nochmals zusammengestellt werden.

α) Das Liquoreiweißbild bei Meningitiden

Wenn auch ohne Zweifel neben bakteriologisch-virologischen Untersuchungen das Zellbild als leitender Liquorbefund bei der diagnostischen Erfassung und Differenzierung von meningitischen Prozessen anzusehen ist (5, 39, 51, 52), so verdient dennoch auch das Liquoreiweißbild in dieser Krankheitsgruppe klinische Beachtung. Eindrucksvoll läßt sich bei der *akuten bakteriellen Meningitis* die Entwicklung bzw. verlaufsabhängige Änderung der Liquordysproteinose beobachten.

Schon im akuten *Beginn* der Erkrankung findet sich neben der schweren, fast rein granulozytären Pleozytose eine starke Erhöhung des Gesamteiweißes mit Werten meist über 70 mg%. In den Kolloidreaktionen treten Rechts- oder Mittelkurven auf, die früher als Meningitis – oder auch Serumkurven bezeichnet wurden, da diese Kurvenbilder auch gesehen werden können, wenn man die Kolloidreaktionen statt mit Liquor mit Serum ansetzt. Im Pherogramm spiegelt sich die beginnende Schrankenstörung mit Vermehrung der kleinmolekularen Proteine wider (23, 43). Bei der Stärkegelelektrophorese wurde in der Initialphase purulenter Meningitiden ein zweites zusätzliches Präalbumin beobachtet (33).

Ferner zeigt sich bei der elektrophoretischen Darstellung der Liquorlipoproteide eine pathologische β-Lipidbande (3, 20) und zwar unabhängig von ätiologischen Faktoren, aber nur bei sehr zellreichen Meningitiden. Im Glykopherogramm ist ein Anstieg der α_1-Glykoproteide eigentlich stets zu finden (4). Entgegen negativen Befunden bei allen abakteriellen Meningoenzephalitiden ist das C-reaktive Protein bisher nur bei bakteriellen Meningitiden im Liquor nachgewiesen worden (7) und wird als Folge schwerster Schrankenstörungen angesehen oder aber mit einer Immunisierung des Zentralnervensystems gegen bakterielle Polysaccharide bzw. gegen Hirngewebssubstanzen mit ähnlichen antigenen Strukturen in Zusammenhang gebracht.

Hochgradig verändert und zwar verkürzt ist die sogenannte Reduktionszeit, d. h. die Dauer der Kaliumpermanganatreduktion im Liquor (19). Je schwerer der Krankheitsprozeß um so stärker scheint die Reduktionszeitverkürzung zu sein. Aber auch nach klinischer Heilung kann diese noch längere Zeit angetroffen werden. Besonders einheitlich ist bei den akuten bakteriellen Meningitiden das Verhalten der Enzymproteine, welche zu einem großen Teil eine erhebliche Aktivitätszunahme aufweisen. Näher beobachtet wurden diese Aktivitätssteigerungen bei den Transaminasen (24, 32, 36, 56), den glykolytischen Fermenten (10, 28), bei der Leucinaminopeptidase (24, 32) und auch bei der Phosphohexoseisomerase (27). Sehr eindrucksvoll ist vor allem bei den LDH-Isoenzymen die pathologische Vermehrung der 4.

und 5. Fraktion (26), welche allerdings nur kurzfristig in der akuten, granulozytären Phase anzutreffen ist und mit Rückgang der Granulozyten wieder rasch verschwindet (15).

In der *subakuten Phase* der bakteriellen Meningitiden, welche im Zellbild durch einen Umschlag der granulozytären Emigration in eine mononukleäre-lymphozytäre Zellproliferation eingeleitet wird, ist die Gesamtproteinvermehrung noch sehr deutlich ausgeprägt. Die Goldsolkurve zeigt jetzt einen zunehmend tiefen Linksausfall, die Salzsäurekollargol-Reaktion bildet eine verkürzte erste Schutzzone aus und elektrophoretisch findet sich ein Mischpherogramm mit Vermehrung der γ-Globuline.

Noch deutlicher als die Papierelektrophorese läßt das Immunopherogramm die nun ausgeprägte Störung der Blutliquorschranke erkennen und zwar durch das Auftauchen liquorfremder Proteine (z. B. α_2-Makroglobulin, β_1-Lipoproteid, γ_{1A}- und γ_{1M}-Globulin), durch eine Verstärkung des anodischen Anteils des γ-Globulins und durch das Fehlen der II. Transferrinkomponente (8, 67). Auch nach Normalisierung der Zellzahl und des übrigen Eiweißbildes können diese pathologischen Auffälligkeiten des Immunopherogramms noch längere Zeit bestehen bleiben.

In der *Heilphase* nimmt gewöhnlich die Pleozytose stetiger und rascher ab als die Gesamteiweißerhöhung (Kreuzungsphänomen nach FANCONI). Durch eine ebenfalls meist rasche Normalisierung der Goldsolkurve bei noch anhaltender γ-Globulin-Vermehrung kommt es dann vorübergehend zu einer γ-globulino-kolloiden Dissoziation. Wenn dann auch diese dysproteinischen Auffälligkeiten und die residuale Gesamteiweißerhöhung abgeklungen sind, restieren gelegentlich noch über einen längeren Zeitraum die bereits erwähnten Veränderungen im Immunopherogramm und papierelektrophoretisch eine Albuminvermehrung (43).

Von wesentlich geringerer Intensität ist allermeist die Liquordysproteinose bei den *abakteriellen Meningitiden,* worunter wir hier vereinfachend nicht nur die Virusmeningitiden, sondern auch alle besonders gearteten und symptomatischen meningealen Reizzustände zusammenfassen möchten.

Schon die Pleozytose ist meist erheblich schwächer ausgeprägt und erreicht kaum $1000/_3$ Zellen. Im Vordergrund stehen lymphozytäre Zellen oder gelegentlich in ätiologischer Abhängigkeit besondere Zellelemente (52). Die Gesamteiweißerhöhung ist, wenn überhaupt, nur mäßig vorhanden und ebenso mittelgradig ist der meist linksständige Fällungsbereich in der Goldsolkurve. Elektrophoretisch ist am häufigsten eine Vermehrung der γ-Globuline mitunter bei angedeutetem Mischpherogramm zu finden. Aber auch β-Globulin-Vermehrungen wurden vor allem im Kindesalter (vereinzelt sogar bei Meningokokkenmeningitis) beobachtet (62, 63).

Ähnlich wie bei den bakteriellen Meningitiden, aber wiederum nicht so ausgeprägt sind die Reduktionszeit verkürzt und die α_1-Glykoproteide vermehrt. Entsprechend der meist mäßigen Pleozytose ist eine β-Lipidbande bei abakteriellen Meningitiden nur selten anzutreffen. Das sehr großmolekulare C-reaktive Protein fehlt im Liquor stets. Die Enzymproteine zeigen auch hier eine gewisse Aktivitätssteigerung, doch ist diese im allgemeinen erheblich geringer als bei den bakteriellen Meningitiden. So soll die Glutamat-Oxalacetat-Transaminase (GOT) bei lymphozytärer Meningitis kaum erhöht sein (32) und die Phosphohexoseisomerase (PHJ) meist normale Werte aufweisen (27). Die Überlegenheit der Immunoelektrophorese gegenüber der Papierelektrophorese zeigt sich besonders auch bei den abakteriellen Meningitiden, da mit ihr wesentlich häufiger liquorfremde Globuline als Auswirkung der Schrankenstörungen zu finden sind (35, 67).

Besondere Erwähnung muß das Lipuoreiweißbild bei der *tuberkulösen Meningitis* finden. Hier ist die diagnostische Erfassung in erster Linie vom Erregernachweis abhängig. Trotz intensiver Kultur- und Tierversuche gelingt aber in über 25% der Fälle keine Isolierung der Tuberkelbakterien aus dem Liquor (45). Umso wichtiger ist es daher, auch hier die zwar wiederum unspezifischen Besonderheiten der Liquoreiweißbilder zu kennen. Ist die Liquordysproteinose bei der Meningitis tbc. besonders charakteristisch ausgeprägt, so imponiert eine starke Gesamt-Eiweißvermehrung, gelegentlich mit Werten über 200 mg%, durch welche auch das im übrigen für die tuberkulöse Genese keineswegs beweisende „Spinngewebsgerinnsel" bedingt ist. In der Goldsolkurve treten Rechts- oder Mittelausfälle auf und in der Elektrophorese ist neben einem meist deutlichen Mischpherogramm eine β-Globulin-Verminderung bei γ-Globulin-Vermehrung sehr auffällig (44, 49).

Neben dem bei der tuberkulösen Meningitis besonders aufschlußreichen Zellbild mit großen „lymphoiden" Zellformen und dem granulo-lymphozytären Kreuzungsphänomen (d. h. ein im Verlauf der Erkrankung mehrfacher Wechsel zwischen den verschiedenen Zellformen) (52) kann vielleicht von den Enzymproteinen im Liquor eine gewisse differentialdiagnostische Hilfe erhofft werden. So ist bereits auffällig geworden, daß die Phosphohexoseisomerase unter den Meningitiden mit mäßiger Pleozytose allein bei tuberkulöser Ätiologie erhöht sein soll (27). Auch soll die Glutamat-Pyruvat-Transaminase (GPT) bei der Meningitis tbc. – ähnlich wie bei der Poliomyelitis – besonders hohe Aktivitätswerte im Liquor aufweisen (9). Schließlich ist bei der tuberkulösen Meningoencephalitis ein besonderer Anstieg bestimmter freier Aminosäuren (Lysin, Histidin, Tyrosin und Glutaminsäure) im Liquor gesehen worden (22). Umstritten ist noch der Wert der Komplementbindungsreaktionen mit den verschiedenen Tbc-Antigenen (64).

Keine besonderen Auffälligkeiten scheint das Liquoreiweißbild bei der *Meningitis carcinomatosa und sarcomatosa* zu besitzen (53). Hier ist lediglich über sehr hohe Gesamt-Eiweißwerte (meist mehr als 100 mg%) ähnlich wie bei der tuberkulösen Meningitis und bei den Pilzkrankheiten der Hirnhäute berichtet worden. Tiefe Linkskurven sollen in den Kolloidreaktionen und im Pherogramm vor allem α-Globulin-Vermehrungen (35) zu finden sein Entscheidende diagnostische Bedeutung kommt auch hier wiederum dem Zellbild zu.

Bei der *Meningoencephalitis* BESNIER-BOECK-SCHAUMANN ist die chronische, meist geringgradige (bis $100/3$ Zellen) lymphozytäre Pleozytose nur von mäßigen (um 50 mg%) Gesamt-Eiweißwerten begleitet (55), so daß kaum eine differentialdiagnostische Abtrennung zur Meningitis tbc Schwierigkeiten bereitet.

β) Das Liquoreiweißbild bei Enzephalitiden

Eine Unterteilung der Enzephalitiden d. h. der entzündlichen Prozesse des Gehirns, nach ätiologischen Gesichtspunkten erübrigt sich bei der Frage nach den hier zu beobachtenden Liquoreiweißbildern. Ist es schon allgemein schwierig, aus der klinischen Symptomatologie die Vielzahl der akuten zerebralen Entzündungen, welche im Gefolge akuter Infektionskrankheiten und Schutzimpfungen auftreten, von der großen Gruppe der Virusenzephalitiden differentialdiagnostisch abzugrenzen (69), so erweist sich bei diesem diagnostischen Bemühen das Liquorproteinspektrum kaum als eine Hilfe. Es ist hier auch am Liquor eindrucksvoll die Tatsache zu erkennen, daß die Ausdrucksmöglichkeiten des menschlichen Organismus eng begrenzt sind und identische Liquorbilder durch verschiedene ätiologische Faktoren und pathogenetische Mechanismen hervorgerufen werden können. Demzufolge ist es – mit wenigen Ausnahmen – möglich, von einem fast uniformen Liquoreiweißbild bei enzephalitischen Prozessen zu sprechen.

Eindrucksvoll ist in den meisten Fällen die Diskrepanz zwischen der Schwere des zerebralorganischen Bildes und der relativen Geringfügigkeit der Liquorbefunde. Die vorwiegend lymphozytäre Pleozytose ist fast stets nur mittelgradig ausgeprägt und häufig ist das Gesamteiweiß gar nicht oder nur gering vermehrt. Es bietet sich somit nicht selten das Bild der zytoproteinischen Dissoziation. Manchmal zeigen die Kolloidreaktionen mehr oder weniger deutliche Linksausfälle, so daß auch hier der Gegensatz zum fast normalen Gesamt-Eiweißwert hervortritt (kolloido-proteinische Dissoziation). Elektrophoretisch ist der entzündliche Charakter der Dysproteinose initial an einer Albumin- und α-Globulin-Vermehrung, später aber an einem Anstieg der γ-Globuline zu erkennen. Das gestörte Hirnschrankensystem findet wie stets im Immunopherogramm deutlicher als bei der Papierelektrophorese seinen Niederschlag. Als ein Liquorbefund, welcher wohl die größte Regelmäßigkeit bei allen Encephalitisformen besitzt und dem daher besondere diagnostische Bedeutung zukommt, ist der erhöhte Liquorglukosegehalt hervorzuheben (57).

Bei schweren Enzephalitiden sind wiederum nicht nur die α_1-Glykoproteide, sondern auch die β-Lipoproteide im Liquor (41) vermehrt. Auch Aktivitätssteigerungen der Enzymproteine sind beobachtet, aber unseres Wissens bei den verschiedenen Enzephalitiden bisher nicht näher untersucht worden. Gewisse Differenzierungsmöglichkeiten bietet die Pleozytose, welche mit Ausnahme der Lyssa, wo die Zellzahl häufig normal ist – bei fast allen Virus-Enzephalitiden stärker ausgeprägt ist als bei der postvaccinalen oder parainfektiösen Encephalitis (69). Besonders hoch kann die Pleozytose bei Mumps-Meningoenzephalitiden sein. Doch ist hier wichtig zu wissen, daß auch bei unkomplizierten Mumpsfällen häufig (in über 30% der Fälle) eine Liquorpleozytose gefunden wird, die bis zu $^{2000}/_3$ Zellen betragen kann, ohne die geringsten meningitischen oder neurologischen Zeichen (2). Nicht unerwähnt darf schließlich bleiben, daß die echten Virusenzephalitiden heute mit Hilfe des Viruslaboratoriums und immunologischer Methoden diagnostisch erfaßt und differenziert werden können.

Zu den wenigen Ausnahmen, bei denen ein enzephalitischer Prozeß das Liquoreiweißbild fast pathognomonisch prägt, gehören die *Leukoencephalitis* (van Bogaert) und die Panencephalitis (Pette-Döring). Hier findet sich ein extremer kolloidfällender γ-Typ im Elektropherogramm bei meist nur geringer lymphozytärer Pleozytose (13, 60, 68). Die γ-Globulin-Vermehrung ist häufig so exzessiv, daß es zu einer Umkehr des Albumin : γ-Globulin-Verhältnisses, welche sonst nur noch bei der unbehandelten progressiven Paralyse zu beobachten ist, kommt.

Agarelektrophoretisch läßt sich diese γ-Globulin-Vermehrung bei der Leukoencephalitis in 4 Unterfraktionen aufteilen (31), von denen vor allem zwei (γ_2- und γ_4-Fraktion) deutlich erhöht sind (72). Gegenüber den bei der Multiplen Sklerose ebenfalls deutlichen γ_2- und γ_4-Banden sollen die bei der Leukoencephalitis eine etwas geringere Wanderungsgeschwindigkeit haben. Ferner läßt sich bei der Leukoencephalitis im Liquoragarproteinogramm eine weitere 3. γ-Fraktion noch weiter kathodenwärts beobachten, die bisher bei keiner anderen Erkrankung gefunden wurde. Da diese Fraktion auch im Serum bei Leukoencephalitis-Kranken auftritt, wird hier an die Möglichkeit eines spezifischen Paraproteins gedacht (38).

Die Encephalomyelitis bei der angeborenen *Toxoplasmose* soll, sofern eine manifeste Erkrankung vorliegt, im Liquor eine stärkere Eiweißvermehrung bei nur geringer Pleozytose, also eine proteino-zytologische Dissoziation und häufig eine leichte Xanthochromie aufweisen (25). Der Liquorbefund, vor allem auch elektrophoretisch faßbare γ-Globulin-Vermehrungen (40) sind bei dieser Erkrankung ein Kriterium für die Floridität.

Das Liquoreiweißbild, überhaupt der Liquorbefund beim *Hirnabszeß*, den man als fokale suppurative Encephalitis auffassen kann (69), ist abhängig von dessen Kommunikation mit dem Liquorraum (61). Demzufolge bieten vor allem in der Tiefe gelegene Abszedierungen meist nur sehr geringe oder gar keine Liquorveränderungen. Lediglich die Salzsäure-Kollargol-Reaktion soll gelegentlich in diesen Fällen eine diskrete zweite Schutzzone aufweisen (47). Ein frischer, oberflächennaher Hirnabszeß zeigt im Liquor die Veränderungen der ihn in der Regel begleitenden symptomatischen Meningitis, d. h. hohe Pleozytose bei relativ geringer Eiweißvermehrung mit Rechtsausfällen in der Goldsolkurve und Mischpherogramm sowie gelegentlich hohen γ-Globulin-Werten (16). Im weiteren Verlauf findet sich im Zellbild eine mononukleäre-histiozytäre Aktivität (52) und im Eiweißbild eine ansteigende Globulinvermehrung. Dieser Liquorverlaufsbefund kann klinisch als Indikation zu weiteren diagnostischen Maßnahmen gewertet werden.

γ) Das Liquoreiweißbild bei Myelitiden und Radiculoneuritiden

Wenn hier nochmals die *Poliomyelitis* aus der großen Gruppe der akuten Virusmeningitiden bzw. -Encephalomyelitiden gesondert herausgestellt wird, so entspricht dies ausschließlich einem besonderen klinischen Interesse, denn auch bei diesem Krankheitsbild sind Liquor-zell- und -eiweißspektrum wieder völlig unspezifisch, bieten somit isoliert keine differentialdiagnostischen Möglichkeiten.

Schon mit den Prodromalerscheinungen der Poliomyelitis kann im Liquor eine Pleozytose auftreten. Die akute Phase der Granulozytenemigration dauert nur verhältnismäßig kurz und wird schon nach wenigen Stunden von einem Zellbild mit lymphohistiozytärem Charakter abgelöst. Auch hier gibt sich wieder die schablonenhafte Reaktion des ZNS bei entzündlichen Erkrankungen zu erkennen (64). Ebenfalls frühzeitig, aber doch meist erst dem Zellanstieg folgend, treten Veränderungen des Liquoreiweißbildes auf. Vorübergehend in einem intialen Durchgangsstadium ist daher eine zytoproteinische Dissoziation auffällig. Wie stets, d. h. bei allen entzündlichen Prozessen mit Permeabilitätsstörungen laufen Vermehrungen der Albumine und α_1-Globuline den später stärker in Erscheinung tretenden β- und γ-Globulinvermehrungen voraus. Die Gesamteiweißvermehrung bei der Poliomyelitis ist meist nicht hoch und liegt fast stets unter 100 mg%, ein wichtiges differentialdiagnostisches Zeichen gegenüber der Polyradiculitis. Entsprechend der Intensität des verschobenen Albumin : Globulin-Verhältnisses sind in den Kolloidreaktionen linksständig leichte bis mittlere Ausfälle zu beobachten. Aber auch völlig normale Goldsolkurven und leichte Rechtsverschiebungen können gesehen werden. Schon nach wenigen Wochen sind die Liquordysproteinosen bei der Poliomyelitis meist völlig verschwunden. Gelegentlich restieren nur leichte Albumin-Vermehrungen im Liquorpherogramm. Wenn auch bei besonders schweren Krankheitsfällen auffällig hohe Zell- und Eiweißwerte gefunden wurden (17), so hat sich doch keine prognostisch verwertbare Beziehung zwischen Erkrankungs- oder Verlaufstyp einerseits und Liquorbefund andererseits ergeben (14, 37). Auch Abortivformen der Poliomyelitis – sofern hierunter die rein meningitischen, aparalytischen Fälle gerechnet werden – unterscheiden sich im Liquorbefund nicht von den übrigen Erkrankungstypen (64).

Zu erwähnen wäre noch die meist deutlich verkürzte Reduktionszeit bei der Poliomyelitis (19). Dieser pathologische Liquorbefund soll auch dann erhoben werden können, wenn der übrige Liquorbefund negativ ist oder schon wieder ist. Unter den Enzymproteinen ist vor allem eine Aktivitätssteigerung der GOT im Liquor auffällig geworden (1). Allerdings konnten auch hier keine Beziehungen zwischen Schwere der paralytischen Erscheinungen und GOT-Aktivität gesehen werden.

Ist schon das Liquoreiweißbild bei der Poliomyelitis als unspezifisch anzusehen, so bleibt die gleiche Tatsache auch bei allen anderen, d. h. nicht durch Polioviren verursachten *Myelitiden* hervorzuheben. Auch hier treten in etwa parallellaufend zum Zellbild die lediglich von der Krankheitsphase abhängigen monoformen Dysproteinosebilder in mehr oder weniger deutlicher Ausprägung in Erscheinung. Ein stärkerer

Leptomeninxbefall durch den entzündlichen Prozeß läßt dabei gewöhnlich stärkere Pleozytosen und im Eiweißbild die bereits mehrfach beschriebenen Folgen der Schrankenstörungen hervortreten. Der diagnostische Wert der Liquorbefunde muß insgesamt bei allen Myelitiden als gering angesehen werden und erschöpft sich letztlich in dem Hinweis auf eine entzündliche Genese des vorliegenden spinalen Krankheitsprozesses.

Frühzeitig erkannt und bereits 1916 von GUILLAIN und BARRÉ in seiner diagnostischen Wertigkeit herausgestellt wurde der Liquorbefund bei den *Polyradiculitiden*, welche heute vorwiegend als eine allergisch-hyperergische Reaktion im Bereich der spinalen Nervenwurzeln aufgefaßt werden. Geprägt wird hier in den typischen Fällen das Liquorbild durch die proteino-zytologische Dissoziation, welche aber auch hier nicht als ein spezifischer Befund zu werten ist, sondern, wie oben ausführlich dargelegt wurde, bei einer Reihe von Krankheitsbildern auf verschiedenen pathogenetischen Wegen zur Ausbildung kommen kann. Die Kolloidreaktionen zeigen meist mittelgradige Fällungskurven, welche sowohl Links- als auch Rechts-Betonungen aufweisen können. Papierelektrophoretisch sind vorwiegend Mischpherogramme mit leichter Vermehrung der γ-Globuline anzutreffen (61, 70) und im Immunopherogramm das bei Schrankenstörungen typische Auftreten von liquorfremden Proteinen.

Bei der LANDRY*schen Paralyse*, die als besondere perakute Verlaufsform der Polyneuroradikulitiden aufzufassen ist, werden gelegentlich Albumin- und vor allem α-Globulin-Vermehrungen nicht selten in Form einer α-globulino-kolloiden Dissoziation gesehen (23, 30). Aber auch hier sind die Liquorbefunde unterschiedlich und selbst völlig unauffällige Liquorbilder konnten bei LANDRYschen Paralysen beobachtet werden.

Isoliert auf den peripheren Nerv beschränkte Entzündungsprozesse haben gewöhnlich keine Veränderungen des Liquor-Zell- und Eiweißbildes zur Folge. In den meisten Fällen jedoch zeigen die *Polyneuritiden* ein fließendes Übergreifen zu Radikulitiden und Myelitiden. Am Beispiel der Polyneuritis der Triorthokresyslphosphat-Vergiftung konnte eindrucksvoll gezeigt werden (58), daß klinisch häufig erst in der Rekonvaleszenzphase die myeläre Symptomatik faßbar wird. Viel früher jedoch ist im Liquor die Ausdehnung der Entzündung auf die Nervenwurzeln bzw. auf spinale Bereiche zu erkennen. Sowohl durch Pleozytosen als auch durch unspezifische Dysproteinosen, welche mal mehr in zytoproteinischer, mal in proteinozytologischer Dissoziation in Erscheinung treten, ist das Liquorbild bei den Polyneuroradikulomyelitiden gekennzeichnet.

Durch besondere Intensität soll sich die proteinozytologische Dissoziation infolge einer Proteinzunahme auf das 6–10-fache bei der sogenannten *postdiphtherischen Polyneuritis* auszeichnen (66). Papierelektrophoretisch ist hier eine Vermehrung der γ-Globuline auffällig geworden (64) und in den Kolloidkurven ein entsprechender Linksausfall. Diese Eiweißvermehrung im Liquor kann über Wochen andauern und die klinischen Symptome überdauern. Hingegen können pathologische Liquorveränderungen auch bei klinisch manifesten Lähmungen fehlen.

Im Gegensatz zu den infektiösen, bzw. allergisch-hyperergischen Polyneuritiden ist der Liquorbefund bei den *toxischen Polyneuritiden* (z. B. nach Blei- und Arsenvergiftungen) meist normal, da der Prozeß gewöhnlich auf den peripheren Neiv beschränkt ist. So finden sich auch bei der Porphyrie-Polyneuritis nur äußerst selten einmal Eiweißvermehrungen im Liquor (54). Bei der Alkoholpolyneuropathie können gelegentlich Begleitdysproteinosen im Liquor gesehen werden und zwar dann, wenn eine gleichzeitig bestehende Hepatopathie eine schwere Dysproteinämie verursacht hat. Ohne Beziehung zur Schwere oder klinischen Erscheinungsform ist in etwa der Hälfte aller diabetischen Neuropathien das Liquoreiweißbild durch eine proteino-zytologische Dissoziation ausgezeichnet (6). Die Eiweißvermehrung bewegt sich hier gewöhnlich in mittleren Bereichen (50–60 mg), jedoch kommen selten auch hohe Eiweißwerte bis 400 mg% vor. Differentialdiagnostisch bedeutsam für das Liquorsyndrom der diabetischen Neuropathie ist der bei etwa $^3/_4$ der Fälle zu findende pathologische Liquorzuckerspiegel (durchschnittlich 110 mg% nach HAGEDORN). Dieser Befund sowie eine als typisch angesehene α_2-Globulin-Vermehrung im Liquoreiweißpherogramm (34) werden als Ausdruck einer ubiquitären Schrankenstörung gewertet.

Literatur

1. ABBASSY, A. S., M. H. ABOULWAFA, J. Pediat. **59,** 60 (1961).
2. BANG, H. O. und J. BANG, Acta med. Scand. **113,** 487 (1943).
3. BAUER, H., Dtsch. Z. Nervenheilk. **175,** 354 ff. (1956).
4. BAUER, H., Dtsch. Z. Nervenheilk. **175,** 488 ff. (1957).
5. BISCHOFF, A., Schweiz. Med. Wschr. 1960, 479.
6. BISCHOFF, A., Die diabetische Neuropathie (Stuttgart 1963).
7. CLAUSEN, J., Dan. med. Bull. **9,** 1 ff. (1962).
8. CLAUSEN, J., A. KROGSGAARD und F. SCHAADE, J. infekt. Dis. **111,** 128 ff. (1962).
9. COLONELLO, F., Giorn. mal. infettive parassit. **11,** 1040 ff. (1959).
10. DELANK, H. W., Dtsch. Z. Nervenheilk. **184,** 632 ff. (1963).
11. DELANK, H. W. und Mitarbeiter, Dtsch. Z. Nervenheilk. **185,** 664 ff. (1964).
12. DELANK, H. W., Dtsch. Z. Nervenheilk. **174,** 429 ff. (1956).
13. DELANK, H. W. und G. W. SCHIMMELPENNIG, Arch. Psych. u. Z. Neurolog. **193,** 607 ff. (1955).
14. ENGEL, W., Dtsch. med. Wschr. **74,** 633 (1949).
15. ENGELMANN, G. J., H. W. DELANK, CSF-Symposion 7. bis 9. 9. 64, Rostock.
16. ESSER, H., Münch. med. Wschr. **2313,** (1952).
17. FANCONI, G., Die Poliomyelitis u. ihre Grenzgebiete (Basel 1945).
18. FEKAS, L. und H. SCHINKO, Acta mikrobiologic. Hellen. **4,** 35 ff. (1959).
19. FERENCZ, P., Z. ges. inn. Med. **16,** 68 ff. (1961).
20. FOURNIER, E., P. GERVAIS, Laboratoria **15,** 353 ff. (1960).
21. FRICK, E. und L. SCHEID-SEYDEL, Klin. Wschr. **36,** 857 ff. (1958).
22. GOLYSH, N. N. und N. G. SYCHEVA, Zhur Nevropathol. i. Psikhiatrii in S. S. Korsakova, **60,** 1153 ff. (1960).
23. HABECK, D., Psych. Neurolog. **139,** 185 ff. (Basel 1960).
24. HEITMANN, R., R. LÖSER und A. STAMMLER, Dtsch. Z. Nervenheilk. **186,** 2, 121 ff. (1964).
25. HELLBRÜGGE, TH., Konnatale Toxoplasmose (München-Gräfeling 1957).
26. VAN DER HELM, H. J., H. A. ZONDAG und F. KLEIN, Clin. Chim. acta, **8,** 193 ff. (1963).
27. HULANICKE, K., R. AREND und M. ORLOWSKI, Arch. Neurol. (Chikago), **8,** 194 ff. (1963).
28. JAKOBY, R. K., Clin. Proc. children's Hosp. **15,** 62 ff. (1959).
29. JEIEK, P., Cot. Neurol. **24,** 275 ff. (1961).
30. JONASESCU, V., Z. Nevropat. Psichiat. **62,** 648 ff. (1962).
31. KARCHER, D., M. VAN SANDE und A. LOWENTHAL, J. Neurochim. (London) **4,** 135 ff. (1959).
32. KROGSGAARD, A. und F. ZUAADE, Acta psychiat. Scand. **39,** 154 (1963).
33. KUTT, H., F. MCDOWELL und L. CHAPMAN, Neurology (Minneap.) **10,** 1064 ff. (1960).
34. KUTT, H. L. und J. HURWITZ, Arch. Neurol. (Chic.) **4,** 31 (1961).
35. LATERRE, E. C., J. F. HEREMANS und C. DEMENAT, Rev. Neurol. **107,** 500 ff. (1961).
36. LEE, J. M. und J. K. PARK, Korean. J. Intern. Med. **2,** 47 ff. (1959).
37. LÖTSCHER, P., Helvet. med. acta, **8,** 578 (1941).
38. LOWENTHAL, A., Acta neurol. belg. **62,** 875 ff. (1962).
39. LUMBSDEN, C. E., Arch. de Vecchi. Anat. Pat. **31,** 318 ff. (1960).
40. MACHETANZ, E. und D. HABECK, Z. Kinderheilk. **81,** 454 ff. (1958).
41. MAKAROV, A. J., Ž. Nevropat. Psichiat. **62,** 537 ff. (1962).

42. MATIAR, H., C. SCHMIDT, Dtsch. Z. Nervenheilk. **178,** 300 (1958).
43. MATIAR, H., C. SCHMIDT, Dtsch. Z. Nervenheilk. **176,** 200 (1957).
44. OLDERSHAUSEN, H. F. VON, F. W. ALY und G. GRIES, Klin. Wschr. **31,** 649 (1953).
45. POETSCHKE, G., Med. Wschr., **15,** 174ff. (1961).
46. QUADBECK, G., Liquorsymposion, Münster (1963).
47. RIEBELING, V., Allg. Z. Psychiatr. **120,** 343 (1942).
48. ROSS, J. und P. BÖHM, Klin. Wschr. **35,** 351ff. (1957).
49. ROSSI, G. und G. SCHNEIDER, Klin. Wschr. **31,** 969 (1953).
50. RUPPRECHT, A., Wiener Klin. Wschr. **74,** 756 (1962).
51. SAYK, J., Cytologie der Cerebrospinalflüssigkeit (Jena 1960).
52. SAYK, J., Schweiz. Arch. Neurolog. Neuro-chirurg. Psych. **93,** 75ff. (1964).
53. STAMMLER, A., F. MARGUTH und E. SCHMIDT-WITTKAMP, Fortschr. Neurolog. Psych. Grenzgebiete **32,** 53ff. (1964).
54. STEINBRECHER, W., Fortschr. Neurolog., Psychiatr. u. Grenzgeb., **27,** 601ff. (1959).
55. SUCHENWIRTH, R., Arch. Psych. u. Z. ges. Neurolog. **204,** 370ff. (1963).
56. SZASZ, G., Acta paediat. Acad. Sci. Hung. **3,** 13 (1962).
57. SCHALTENBRAND, G., Dtsch. Z. Nervenheilk. **171,** 275 (1959).
58. SCHEID, W., Nervenarzt 18, 56 (1947).
59. SCHMIDT, R. M., Klin. Wschr. **39,** 106 (1961).
60. SCHMIDT, R. M., Ärztl. Wschr. (1957) 774.
61. SCHMIDT, R. M., Dtsch. Gesundheits.-Wes. **15,** 1877ff. (1960).
62. SCHMIDT, R. M., Psychiatr. Neurolog. u. med. Psycholog. **15,** 393ff. (1963).
63. SCHÖNENBERG, H., Ärztl. Forsch. **9,** 33 (1955).
64. SCHÖNENBERG, H., Der Liquor cerebrospinalis im Kindesalter (Stuttgart 1960).
65. SCHÜTZ, E. und H. SOLCHER, Dtsch. Z. Nervenheilk. **185,** 488ff. (1963).
66. TACCONE, G., Boll. Soc. ital. Pediatr. **1,** 249 (1932).
67. URSING, B., S. J. DENCKER und B. SWAHN, Acta med. Scand. **171,** 715ff. (1962).
68. WYMEERSCH, H. VAN, A. LOWENTHAL, M. VAN SANDE und D. KARCHER, Rev. Neurol. **96,** 157 (1957).
69. ZELLWEGER, H., Dtsch. Med. Wschr. **84,** 1921ff. (1959).
70. DELANK, H. W. und E. MACHETANZ, Dtsch. Z. Nervenheilk. **174,** 189ff. (1956).
71. BAUER, H., CSF-Symposion 7. bis 9. 9. 64, Rostock.
72. BOOIJ, J., CSF-Symposion 7. bis 9. 9. 64, Rostock.

b) Das Liquoreiweißbild bei neuroluischen Erkrankungen

Die diagnostische Erfassung der neuroluischen Erkrankungen hat die gleichzeitige Berücksichtigung anamnestischer, klinischer und labortechnischer Befunde zur unerläßlichen Voraussetzung. Jedoch bei kaum einer anderen neurologischen Krankheitsgruppe stehen humorale Befunde mit ihrer diagnostischen Wertigkeit so im Vordergrund wie hier. Vor allem immun-biologischen Untersuchungsergebnissen (im Serum und im Liquor) kommt bei der Aufdeckung der spezifisch-luischen Ätiologie einer Erkrankung des Zentralorgans schlechthin die dominierende Bedeutung zu. So unschätzbar der praktisch-klinische Wert der klassischen serologischen Luesreaktionen, welche die sogenannten Wassermann-Reagine erfassen, ist, so haben andererseits auch jahrzentelange Erfahrungen die Aussagegrenzen dieser Befunde deutlich werden lassen. Diese ergeben sich einmal aus der grundlegenden Tatsache, daß das Wassermann-Reagin ein Antikörper gegen die Wassermann-Substanz, nicht aber ein spezifischer Spirochätenantikörper ist (20). Zum anderen hat sich die Wertigkeit speziell der serologischen Liquorreaktionen dadurch als begrenzt erwiesen, daß nichtluische ZNS-Erkrankungen, welche mit Störungen der Blut-Liquor-Schranke einhergehen, ein rein passives Übertreten von Wassermann-Reaginen aus dem Blut in den Liquorraum ermöglichen können, somit eine luische Ätiologie des neurologischen Krankheitsbildes vorgetäuscht wird. Eine wesentliche Bereicherung haben die immunbiologischen Luesreaktionen durch serologische Methoden erfahren, welche die immobilisierenden Eigenschaften des Luikerblutes erfassen. Unter diesen Methoden, die mit Spirochaeten als Antigen arbeiten, hat heute der Treponema-Pallidum-Immobilisierungstest (TPJ-Test) (15, 16) die größte Verbreitung erlangt. Der wesentliche Unterschied zu den klassischen Luesreaktionen besteht darin, daß mit dem TPJ-Test ausschließlich spezifische Luesantikörper in Blut und Liquor erfaßt werden. Unter Berücksichtigung der nunmehr langjährigen Erfahrungen mit dem TPJ-Test (7, 10, 14, 22, 23) läßt sich allgemein sagen, daß ein positives Testergebnis[1]) im Blut eine durchgemachte luische Infektion mit großer Wahrscheinlichkeit beweist. Bei einem konstant positiven TPJ-Test im Liquor muß darüber hinaus das Vorliegen einer Neurolues angenommen werden. Allerdings kann nicht verschwiegen werden, daß auch beim TPJ-Test, zwar sehr selten „biologisch falsch positive Ergebnisse" (12, 13, 14) beobachtet worden sind und daß auch einmal eine gesicherte Neurolues sowohl im Liquor als auch im Blut einen negativen TPJ-Test mit einer spezifischen Immobilisation von 0% aufweisen kann (8, 10, 12, 24). Wenn auch diese großen Ausnahmen praktisch kaum eine Bedeutung haben, so bleibt dennoch festzuhalten, daß negative TPJ-Tests im Liquor allein oder im Blut und Liquor gleichzeitig eine luische Affektion des Zentralnervensystems nicht mit aller Sicherheit ausschließen (12). Nicht allzu selten kann bei vorbehandelten inaktiven Restzuständen der Neurolues der TPJ-Test im Blut positiv, im Liquor aber negativ angetroffen werden, doch ist auch dann meist noch ein geringer Immobilisationsrest im Liquor (zwischen 0 und 20%) vorhanden. Ohne Zweifel besitzt der TPJ-Test unter allen serologischen Luesreaktionen die höchste Spezifität, doch sollte, wozu systematische Untersuchungen an einem großen Krankengut überzeugt haben (1, 8), ein immunbiologischer Liquor- (und auch Serum-)Befund auf einem umfänglichen „serologischen Gesamtbild" aufbauen. Je mehr immunbiologische Reaktionen zu einem derartigen serologischen Gesamtbild zusammengefaßt werden, um so zuverlässiger wird die Erfassungsquote bei den neuroluischen Erkrankungen sein.

So unumstritten der Wert spezifisch immunologischer Befunde für die diagnostische Erfassung einer luischen Ätiologie bei zentralorganischen Erkrankungen ist, so bieten diese jedoch darüber hinaus keine Möglichkeiten für eine differentialdiagnostische Trennung der verschiedenen Neurolusformen. Mit anderen Worten: Die immunbiologischen Reaktionen können wohl das Dasein einer Neurolues aufdecken, geben aber keine Auskunft über ihr Sosein. Auch die Liquorzytologie hat hier, d. h. bei dem Bemühen um eine Differenzierung und Unterscheidung der verschiedenen neuroluischen Syndrome keinen Fortschritt bringen können (18). Erst neuere Methoden zur Untersuchung der Liquorproteine, vor allem elektrophoretische Analysen der Liquoreiweißkörper scheinen Ansatzpunkte für eine humorale Differentialdiagnose der neuroluischen Erkrankungen zu geben. Auf dem Liquoreiweißbild, in Ergänzung zu den immunbiologischen Befunden, aufbauend, hat kürzlich H. MATIAR-VAHAR (12, 24) humorale Konstellationstypen für die drei Hauptformen der Neurolues entwickelt. Wegen ihrer großen klinischen Bedeutung soll eine Beschreibung dieser Konstellationstypen im folgenden den Rahmen für eine Darstellung der Dysproteinosebilder bei den neuroluischen Erkrankungen geben.

Das pathologisch-anatomische Substrat ist bei der Lues cerebrospinalis, der mesodermalen Form der Neurolues, durch meningitische bzw. meningoenzephalitische Vor-

---

[1]) Allgemein wird beim TPJ-Test die spezifische Immobilisation bis 19% als negativ, von 20–49% als zweifelhaft und über 50% als positiv gewertet.

gänge charakterisiert. Demgegenüber zeigen die metaluischen Prozesse, die als primärparenchymatöse Syphilis des Nervensystems (19) gelten, vorwiegend enzephalitische (progressive Paralyse) oder vorwiegend degenerative (Tabes dorsalis) Veränderungen. Entsprechend diesen unterschiedlichen histopathologischen Bildern der drei Neuroluesformen sind nun auch ihre Liquorbilder verschieden. Allgemein läßt sich feststellen, je stärker eine meningeale Beteiligung bei einem luischen Prozeß ist, um so intensiver tritt die Pleozytose im Liquor hervor; je mehr aber degenerative Veränderungen vorherrschen, um so geringer sind Zell- und auch Eiweißvermehrungen ausgeprägt.

α) Das Liquoreiweißbild bei Lues cerebrospinalis

Bei der Lues cerebrospinalis muß zunächst die *frühsyphilitische Meningitis*, die – allerdings selten – sich im Sekundärstadium der Lues mit schweren klinischen Erscheinungen entwickelt, Erwähnung finden. Hier steht im Vordergrund des Liquorbildes eine hochgradige, vorwiegend granulozytäre Pleozytose, welche eine Liquortrübung bedingen kann. Das Gesamteiweiß ist mittelgradig erhöht und in den Kolloidkurven sind meist mittelständige Fällungen zu beobachten (4, 5). Elektrophoretisch tritt meist ein Mischpherogramm mit γ-Globulin-Vermehrung hervor.

Wesentlich häufiger als eine akute, lebensbedrohliche Meningitis syphilitica sind im Sekundärstadium der Lues leichtere meningeale Reaktionen, als Antwort auf das Übertreten der Spirochaeta pallida in das Zentralnervensystem. Ohne klinisch manifeste Erscheinungen werden leichtere Pleozytosen und auch leichte Dysproteinosen nahezu bei jedem Lueskranken in diesem Krankheitsstadium gesehen. Ausnahmsweise sind bereits jetzt im Liquor Wassermann-Reagine nachweisbar. Schon nach wenigen Wochen oder Monaten haben sich diese Liquorveränderungen völlig normalisiert. Nur in den wenigen Fällen, in denen die Liquorauffälligkeiten nicht ab- sondern allmählich sogar zunehmen und schließlich bei neuropsychiatrisch symptomlosen Kranken Wassermann-Reagine im Liquor auftreten, muß von einer Lues latens liquorpositiva gesprochen werden. In der Gruppe dieser Kranken, bei denen eine schwelende luische Infektion des Nervensystems ohne klinische Symptome besteht, befinden sich die Anwärter für die spätluischen Nervenleiden. Eine richtige Bewertung dieser – oft nicht sehr glücklich als „Liquorlues" bezeichneten – Fälle ist äußerst wichtig, da die gefürchteten spätsyphilitischen Prozesse des Nervensystems sich bis auf wenige Ausnahmen verhindern ließen, wenn es gelänge, alle Kranken mit einem 3–5 Jahre nach der Infektion noch positivem Liquorbefund zu erfassen und bis zur bleibenden humoralen Sanierung zu behandeln (19).

Die unbehandelte *Lues cerebrospinalis des Spätstadiums* zeigt unter allen neuroluischen Späterkrankungen die stärksten Pleozytosen. Bei einem größeren Krankengut (12) lag der Zellwert im Mittel bei $^{223}/_3$. Das Differential-Zellbild war wechselnd, zeigte aber überwiegend die für einen syphilitischen Liquorbefund charakteristischen kleinen Lymphozyten. Die Wassermann-Reaktion im Liquor fällt bei der Lues cerebri nur ausnahmsweise auch in den höheren Konzentrationen negativ aus. Der TPJ-Test ist im Blut stark – 100% – im Liquor leicht abgeschwächt – im Mittel 95% – positiv. In dem für die Lues cerebri typischen Liquorsyndrom ist das Eiweißbild bei deutlicher Gesamteiweißerhöhung (im Mittel um 70 mg%) durch tiefe, aber meist nur schmale Linkszacken in den Kolloidreaktionen gekennzeichnet. Elektrophoretisch sind die Albumine erniedrigt und die γ-Globuline stark erhöht, allerdings kommt es nicht zur Umkehr des physiologischen Albumin : Globulin-Verhältnisses. So lagen die Albuminwerte im Mittel bei 40 rel.% und die γ-Globulin-Werte bei 30 rel.% (12).

Gelegentlich ist schon bei der Papierelektrophorese eine Subfraktionierung der γ-Globuline mit Betonung der stärker anodenwärts gewanderten γ-Fraktion zu beobachten (3). Möglicherweise kommt hier der syphilitische Antikörper, von dem bekannt ist, daß er zwischen den β- und γ-Globulinen elektrophoretisch wandert (17), zur Darstellung. Agarelektrophoretisch kann das Liquorpherogramm bei der Lues cerebri und auch bei anderen neuroluischen Erkrankungen 7 verschiedene γ-Globulin-Banden zeigen, unter denen die Fraktionen γ_1 bis γ_4 (21) und vor allem die γ_3-Fraktion (11) vorherrschen. Im Immunpherogramm treten, wahrscheinlich lediglich als Ausdruck einer Schrankenstörung, Präzipitationslinien des γ_{1A}- und γ_{1M}-Globulins sowie eine Betonung des anodischen Teiles des γ-Globulins hervor (21, 25). Über die Enzymproteine im Liquor bei der Lues cerebrospinalis sind unseres Erachtens bisher keine Besonderheiten berichtet worden, wenn man von den bei allen entzündlichen Prozessen vorhandenen, allgemeinen Aktivitätssteigerungen in den akuten Krankheitsphasen absieht.

β) *Das Liquoreiweißbild bei progressiver Paralyse*

Neben einer nur mäßigen, hauptsächlich lymphozytären Pleozytose mit Mittelwerten um $^{100}/_3$ (12) zeigt der Liquor bei der unbehandelten progressiven Paralyse die stärksten Gesamteiweißerhöhungen unter den drei Neuroluesformen (im Mittel um 72 mg%). Die Kolloidreaktionen weisen maximal tiefe und breite Linksausfälle auf. Das elektrophoretische Liquorproteinspektrum zeigt massive interfraktionelle Verschiebungen häufig mit einer Umkehr des Albumin : Globulin-Verhältnisses, wie es ähnlich nur bei Leukoenzephalitiden gesehen wird. Im Mittel liegen die Albumin-Werte bei 32 rel.% und die der γ-Globuline bei 43 rel.% (12). Liquor-γ-Globulin-Werten über 40 rel.% wird bei erwiesener luischer Genese der Erkrankung eine „absolute Spezifität" für die progressive Paralyse zuerkannt (12). Liegt andererseits bei einer neuroluischen Erkrankung vor der Behandlung der Liquor-γ-Globulin-Wert unter 30 rel.%, kann trotz eines evtl. sonst im Liquor vorhandenen „Paralysesyndroms" eine progressive Paralyse mit größter Wahrscheinlichkeit ausgeschlossen werden. Hier kommt der Liquoreiweißelektrophorese eine wesentliche differentialdiagnostische Bedeutung bei der Neurolues zu. Sowohl die WASSERMANNsche Reaktion als auch der TPJ-Test sind bei der progressiven Paralyse im Blut und Liquor so gut wie immer maximal stark positiv.

γ) *Das Liquoreiweißbild bei Tabes dorsalis*

Das Liquorbild weist unter allen Neuroluesformen bei der Tabes dorsalis die schwächsten pathologischen Veränderungen auf. Häufig macht schon die humorale Erfassung der luischen Genese der Erkrankung dadurch Schwierigkeiten, daß die WaR nur bei 70% der Tabeskranken im Blut positiv ausfällt. Bei etwa $^1/_3$ der Kranken wird ein völlig normaler Liquor angetroffen. Ist aber ein typisches Liquorsyndrom bei der Tabes ausgebildet, so liegt die lymphozytäre Pleozytose im Mittel nur bei etwa $^{80}/_3$ Zellen (12). Der Gesamteiweißwert ist leicht, durchschnittlich auf etwa 45 mg% erhöht. Der Linksausfall in den Kolloidreaktionen ist deutlich schwächer und schmaler als bei den beiden anderen neuroluischen Erkrankungen. Elektrophoretisch ist zwar immer noch eine γ-Globulin-Vermehrung zu erkennen, jedoch relativ gering mit einem Mittelwert um 23 rel.%. Dabei liegt der Mittelwert der Albumine bereits im Normbereich. Bisweilen, vor allem nach erfolgreicher Therapie, kann bei der Tabes im Liquor auch eine β-Globulin-Vermehrung gesehen werden (3, 12). Unter den immunbiologischen Reaktionen hat auch bei der unbehandelten Tabes der TPJ-Test, der im Blut mit 100% maximal positiv ist, die größte Spezifität. Im Liquor aber ist der TPJ-Test noch etwas deutlicher – im Mittel 90% – als bei der Lues cerebrospinalis abgeschwächt.

Das agar- und immunelektrophoretische Liquoreiweißbild läßt sowohl bei der Paralyse als auch bei der Tabes keine grundsätzlichen, allenfalls nur quantitative Unterschiede zu dem oben näher beschriebenen Proteinspektrum bei der Lues cerebrospinalis erkennen.

Gesetzmäßigkeiten bei der Rückbildung der humoralen Befunde insbesondere der Liquorveränderungen unter einer erfolgreichen Behandlung der Neurolues sind seit langem bekannt. Und zwar erfolgt diese *Sanierung der pathologischen Liquorbefunde* etwa in der Reihenfolge: 1. Zellen, 2. Gesamt-Eiweiß, 3. Komplementbindungsreaktionen, 4. Kolloidreaktionen (2, 4). Bei einem genaueren Studium des Behandlungseinflusses auf die humorale Symptomatik der neuroluischen Erkrankungen haben sich jedoch zwei verschiedene Rückbildungsprinzipien auffinden lassen (12, 24): Innerhalb des ersten halben Jahres nach Abschluß der Behandlung zeigen Pleozytose und die initial stärkere Gesamteiweißerhöhung einen steilen Abfall. Am Ende dieses Zeitraumes hat sich die Zellzahl bereits völlig normalisiert. Alle anderen Liquorveränderungen, als da sind restliche Gesamteiweißerhöhung, pathologische Kolloidkurven, immunbiologische Reaktionen und auch elektrophoretische Dysproteinosen (3) restieren über diesen Zeitpunkt hinaus und unterliegen dann einem gleichmäßig langsamen Abfall. Im Laufe einer fünfjährigen Beobachtungszeit kann bei keiner der drei Neuroluesformen eine vollständige Normalisierung des gesamten humoralen Verhaltens erwartet werden (12). In Einzelfällen können noch 15 oder gar 20 Jahre nach erfolgreicher Behandlung bei sicher inaktiv gewordenen Neurolues-Fällen leichte Gesamteiweißerhöhungen, geringe Linkszacken in den Kolloidreaktionen oder mäßige γ-Globulin-Erhöhungen, gelegentlich in Form einer γ-globulino-kolloiden Dissoziation (9) gesehen werden. Diesen Befunden kommt dann die Bedeutung von „Narbensymptomen" (4) zu. Es ist nun vorgeschlagen worden (12), die Liquorveränderungen, welche sich nach Behandlung innerhalb eines halben Jahres zurückbilden (also Pleozytose und exzessive Gesamteiweiß-Erhöhung) als die „akuten meningealen Veränderungen" allen anderen sich nur langsam abbauenden dysproteinotischen Auffälligkeiten (auch „dyskolloide Veränderungen" genannt) gegenüberzustellen. Dieses Gegeneinanderabgrenzen von zwei verschiedenen Rückbildungsprinzipien bei den neuroluischen Liquorveränderungen hat insofern große praktische Bedeutung, als ausschließlich die akuten meningealen Veränderungen Ausdruck einer Prozeßakuität und behandlungsbedürftig sind. Die restierenden dyskolloiden Veränderungen sind nur ein Hinweis auf die Spezifität, nicht aber auf die Aktivität des neuroluischen Prozesses. Ihre Rückbildung läßt sich auch durch noch so intensive spezifische Nachbehandlungen nicht beeinflussen. Klinische Aufgabe ist es lediglich, die kontinuierliche Rückbildungstendenz (6) dieser Restdysproteinose im Liquor zu überwachen, um ein evtl. Aufflackern von akuten meningealen Veränderungen im Liquor frühzeitig zu erkennen. Hervorzuheben bleibt ferner noch, daß weder die Stärke noch die Rückbildungsintensität der Restdysproteinose bei der Neurolues Rückschlüsse auf die Schwere des klinischen Bildes zulassen, also hier dem Liquoreiweißbild keine prognostische Bedeutung zukommt.

Literatur

1. Böttcher, G. und H. Hippius, Dtsch. med. Wschr. **84,** 1557ff. (1959).
2. Dattner, B., Fortschr. Neurol. **6,** 243 (1934).
3. Delank, H. W., Dtsch. Z. Nervenheilk. **174,** 429 (1956).
4. Demme, H., Die Liquordiagnostik in Klinik u. Praxis (München 1950).
5. Demme, H., Fortschr. Neurol. **20,** 103 (1952).
6. Floden, C. H., Acta derm.-venerol. (Stockh.) **35,** 1, (1955).
7. Fromm, G. und H. Hippius, Ärztl. Wschr. **13,** 959 (1958).
8. Fromm, G. und H. Hippius, Medizinische **1961,** 2728ff.

9. Habeck, D., Psych. Neurolog. **139**, 185ff. (Basel 1960).
10. Hippius, H., J. Kunze und S. Wende, Ärztl. Wschr. **12**, 1051 (1957).
11. Lowenthal, A., Acta neurolog. belg. **62**, 875ff. (1962).
12. Matiar-Vahar, H., Dtsch. Z. Nervenheilk. **185**, 521ff. (1963).
13. Meyer-Rahn, J., G. Fromm, Arch. Klin. exp. Derm. **209**, 369 (1959).
14. Miller, J. L., M. H. Slatkin und H. Hill, I. Armer. med. Ass. **160**, 1394 (1956).
15. Nelson, R. A. und M. M. Mayer, J. exp. Med. **89**, 369 (1949).
16. Nelson, R. A. und M. M. Mayer, Hautarzt **3**, 23 (1952).
17. Neurath, H., E. Volkin, Amer. J. Syph. **31**, 347 (1947).
18. Sayk, J., Schweiz. Arch. Neurolog., Neuro-chirurg. Psychiatr. **93**, 75ff. (1964).
19. Scheid, W., Lehrbuch der Neurologie (Stuttgart 1963).
20. Schmidt, H., Fortschritte der Serologie (Darmstadt 1955).
21. Schmidt, R. M., Psych. Neurolog. med. Psycholog. **15**, 393ff. (1963).
22. Schuermann, H., Z. Haut-, Geschl.-Kr. **16**, 65 (1954).
23. Touraine, A., Presse méd. **61**, 77 (1943).
24. Zeh, W., Progressive Paralyse (Stuttgart 1964).
25. Frick, E., Klin. Wschr. **37**, 645ff. (1959).

c) Das Liquoreiweißbild bei Encephalomyelitis disseminata

Ein besonderes klinisches Interesse gilt den Liquorbefunden, speziell dem Liquoreiweißbild bei den Entmarkungsenzephalomyelitiden, da bei diesen Krankheitsbildern relativ häufig mit pathologischen Liquorveränderungen gerechnet werden darf. Die Häufigkeit, mit welcher Liquorauffälligkeiten bei der Multiplen Sklerose – der weitaus wichtigsten Erkrankung in der Gruppe der Entmarkungsenzephalomyelitiden – anzutreffen sind, wird unterschiedlich angegeben und ist nicht nur von pathophysiologischen Faktoren, sondern auch vom Umfang der jeweils zur Verfügung stehenden Untersuchungsmethoden abhängig. Immerhin bleibt aber auch bei Ausschöpfung aller wesentlichen Untersuchungsmöglichkeiten der Liquor in etwa 25% aller Fälle von Encephalomyelitis disseminata „stumm", d. h. ohne sicher als pathologisch zu wertende Auffälligkeiten. Es ist wichtig, sich dieser Tatsache stets bewußt zu sein, um eine klinische Überwertung des Liquorbefundes bei der Multiplen Sklerose zu vermeiden. Ferner soll ausdrücklich hervorgehoben werden, daß vom Liquorbefund her keine prognostischen Aussagen möglich sind, da der Verlauf der Erkrankung in keiner erkennbaren Beziehung zur Schwere pathologischer Liquorveränderungen steht. Lediglich sehr allgemein kann von einer deutlichen Pleozytose auf eine derzeitige Prozeßfloridität bei der disseminierten Encephalomyelitis geschlossen werden.

Ungeachtet dieser gewissen Häufung von Pleozytose-Befunden bei frischen Schüben der Multiplen Sklerose (MS) sind Zellvermehrungen im Liquor bei etwa 40–50% aller MS-Kranken zu finden (7, 28). Nur selten übersteigt die Pleozytose $100/_3$ Zellen. Das zytologische Bild ist verhältnismäßig gleichförmig und besteht vorwiegend aus lymphozytären, plasmozytären Zellelementen. Gelegentlich kommt eine Plasmozytose – mit plasmozytären Reizformen – auch ohne Zellzahlerhöhung zur Beobachtung. Eine klinisch-diagnostische oder gar -prognostische Bedeutung kommt allerdings dem Zellbild bei der MS nicht zu (19, 24). Zu den häufigsten Liquorveränderungen bei der MS ist eine Dysproteinose, vor allem in Form einer kolloido-proteinischen Dissoziation zu rechnen. Besonders bei Verwendung der hier sehr empfindlichen Mastixreaktion kann etwa in $^3/_4$ aller MS-Fälle ein vorwiegend linksständiger Kurvenausfall erwartet werden (1). Wenn auch deutliche Erhöhungen des Gesamteiweiß bei der MS nicht häufig, Werte über 70 mg% sogar ausgesprochen selten sind, so muß jedoch aufgrund genauerer Totalproteinanalysen (31) eine Geschlechtsabhängigkeit des Gesamt-Eiweiß-Wertes bei der MS gewisse Berücksichtigung finden. Und zwar hat sich gezeigt, daß der Gesamteiweiß-Wert bei MS-kranken Männern signifikant höher liegt als bei den in gleicher Weise erkrankten Frauen. Diese Beobachtung hat insofern praktisch-klinische Bedeutung, als ein normaler Liquortotalprotein-Wert bei einem Manne eher gegen das Vorliegen einer MS spricht, bei Frauen aber in etwa $1/3$ aller Erkrankungsfälle ein normaler Gesamt-Eiweiß-Wert zu erwarten ist.

Die Liquoreiweißelektrophorese hat zeigen können, daß die seit langem im Liquor von MS-Kranken bekannten Linksausfälle der Kolloidreaktionen mit einer Vermehrung der γ-Globuline in ursächlichem Zusammenhang stehen. Papierelektrophoretisch ist diese Liquor-γ-Globulin-Vermehrung in etwa 55–65% aller Fälle nachzuweisen (2, 16, 20). Werden nur die Fälle mit klinisch typischer Symptomatik, also die eigentliche Kerngruppe der MS-Erkrankungen, berücksichtigt, so liegt die Häufigkeit der Liquor-γ-Globulin-Vermehrung sogar über 75% (14). Bei schubförmig verlaufenden Erkrankungen ist eine Liquor-γ-Globulin-Erhöhung etwas häufiger anzutreffen als bei den Krankheitsfällen mit chronisch progredienter Symptomatik (1). Die Intensität der γ-Globulin-Erhöhung im Liquor bei MS-Kranken ist meist nur mittelgradig und weist an einem größeren Krankengut einen Mittelwert um 25 rel.% auf (5). γ-Globulin-Grenzwerte werden demzufolge bei der MS nicht selten gesehen und können bei ihrer Deutung Schwierigkeiten bereiten. Als eine differentialdiagnostische Hilfe hat sich hier die Bestimmung des γ-Quotienten (= Liquor-γ-Globuline : Serum-γ-Globuline) erwiesen (29). Dieser γ-Quotient soll im 1. Jahr nach der Erstmanifestation der MS einen signifikanten Anstieg erfahren und gleichbleibend in einem folgenden Zeitraum von 20 Jahren erhöht sein. Hervorzuheben bleibt noch, daß pathologische Kolloidreaktion und Liquor-γ-Globulin-Erhöhung im Einzelfall nicht immer parallel laufen. Ganz allgemein ist wohl die Mastixreaktion als der feinere Allgemeinindikator für einen pathologischen Prozeß, das elektrophoretische Proteinogramm aber als spezifischerer Hinweis für ein entzündliches Geschehen zu werten (1). Doch auch eine γ-globulino-kolloide Dissoziation kann bei MS-Kranken im Liquor beobachtet werden (20).

Unter Berücksichtigung der grundsätzlichen Aussagegrenzen von Liquorproteinogrammen muß festgestellt werden, daß erhöhte Liquor-γ-Globulin-Werte für die MS keineswegs pathognomonisch sind, jedoch eine wertvolle Hilfe bei der klinischen Diagnostik dieser Erkrankung darstellen (27).

Schon papierelektrophoretisch kann gelegentlich eine Spaltung der γ-Globulin-Fraktion im Liquorpherogramm bei der MS beobachtet werden (26). Mit der Agarelektrophorese ist eine meist vierfache Subfraktionierung im γ-Globulin-Bereich sogar ziemlich regelmäßig anzutreffen. Und zwar ist für die MS ein Anstieg der langsamen γ-Fraktionen – mit Gipfel der γ_3-Fraktion – im Agarpherogramm ein typischer Befund (4, 13, 17, 22, 30). Die Mobilität dieser bei der MS vermehrten γ-Globulin-Fraktion ist etwas geringer als die der γ-Globuline, welche bei der Neurolues vermehrt sind, aber etwas schneller als die der γ-Globuline bei der Leukoencephalitis (18).

Besondere Beachtung haben auch gewisse Auffälligkeiten im Liquorimmunopherogramm bei der MS gefunden. Hier zeigt sich in etwa 60% der Fälle einmal eine Vermehrung des anodischen Teils des γ-Globulin-Präzipitates, sowie eine Vermehrung der γ_{1M} und vor allem der γ_{1A}-Globuline. Während es sich hierbei aber nur um Auffälligkeiten handelt, die ubiquitär bei allen Prozessen mit gestörter Blut-Hirn-Schranke zu beobachten sind, soll das Immunopherogramm bei der MS darüber hinaus durch zwei besondere Präzipitate im γ-Globulin-Bereich gekennzeichnet sein. Und zwar kommen bei bestimmter Technik ein γ_E-Globulin, welches „extra", d. h. freistehend neben dem gewöhnlichen γ-Globulin-Präzipitat liegt, und ein γ_C-Globulin, welches infolge geringerer Mobilität mehr „kathodenwärts" hinter dem gewöhnlichen γ-Globulin sich befindet, zur Darstellung (8, 10, 11, 15). Für diese bisher ausschließlich bei der MS angetroffenen γ-Globulin-Fraktionen wird eine Zerebrogenese diskutiert, um so mehr als es nicht gelungen ist, die gleichen Fraktionen auch im Serum bei MS-Kranken nachzuweisen (8, 10).

Im Liquorglykopherogramm kann bei der MS ein gewisser Anstieg der proteingebundenen Kohlenhydrate erwartet werden, wenn die γ-Globulin-Fraktion im Proteinogramm stark erhöht ist (1, 22).

Im Liquorlipopherogramm soll eine gelegentliche Anhäufung von Lipoproteiden im Bereich der Albumin-Fraktion zu beobachten sein. Möglicherweise handelt es sich hier um ein besonderes Abbauprodukt des Myelins (20). In diesem Zusammenhang wäre auch auf Liquorlipiduntersuchungen mit der Dünnschichtchromatographie, bei welcher sich eine Vermehrung der Monofettsäuren bei MS-Kranken fand, hinzuweisen (23).

Auch den Enzymproteinen ist im Liquor bei MS-Kranken Beachtung geschenkt worden, zumal eine Enzymopathie als eine von vielen ursächlichen Faktoren bei der Multiplen Sklerose diskutiert werden kann (32). Auffällig bleiben hier aber zunächst noch recht unterschiedliche Untersuchungsergebnisse, wofür wahrscheinlich – wie vorläufig bei den meisten Liquorenzymstudien – methodische Unzulänglichkeiten verantwortlich sind. Die Transaminasen wurden im Liquor entweder normal (20) oder aber mit leichter Aktivitätssteigerung (21) angetroffen. Auffällig, aber nicht spezifisch soll bei der MS eine Erniedrigung der Cholin-Esterase sowie eine Veränderung des Isoenzymmusters dieses Enzymproteins im Liquor sein (3, 20). Unter den glykolytischen Fermenten fiel einigen Untersuchern (6, 25) eine Erniedrigung der Laktatdehydrogenase im Liquor vor allem bei frischen Schüben der Erkrankung auf. Genauere Nachprüfungen, vor allem auch eine Untersuchung der LDH-Isoenzyme machte jedoch signifikante Aktivitätsänderungen dieses Enzyms im Liquor bei MS-Kranken nicht wahrscheinlich, wenn auch im Vergleich zu anderen entzündlichen Erkrankungen des ZNS eine relativ niedrige LDH-Aktivität und eine gewisse Angleichung des Liquor-LDH-Isoenzymmusters an das des Serum auffällig bleiben (9). Eine gewisse differential-diagnostische Bedeutung wird der Phosphohexoseisomerase zugeschrieben, welche bei Tumoren häufig erhöht, bei der MS aber stets normal im Liquor sein soll (12).

Schließlich sei noch erwähnt, daß die Neuraminsäure im Liquor bei MS-Kranken auffällig vermehrt angetroffen wurde (20).

Literatur

1. BAUER, H., A. HEITMANN, Dtsch. Z. Nervenheilk. **178**, 47 ff. (1958).
2. BAUER, H., Internist **2**, 85 ff. (1961).
3. BAUER, H. und D. HABECK, Internist **4**, 535 ff. (1963).
4. BOOIJ, J., CSF-Symposion 7. bis 9. 9. 1964 (Rostock).
5. DELANK, H. W., Dtsch. Z. Nervenheilk. **174**, 429 ff. (1956).
6. DELANK, H. W., Dtsch. Z. Nervenheilk. **184**, 632 ff. (1963).
7. DEMME, H., Die Liquordiagnostik in Klinik und Praxis (München 1950).
8. DENCKER, S. J. und E. SVENNILSON, 2. Liquorkolloquium 4. bis 6. 7. 63 (Münster).
9. ENGELMANN, G. und H. W. DELANK, CSF-Symposion 7. bis 9. 9. 64 (Rostock).
10. FRICK, E., Klin. Wschr. **37**, 645 ff. (1959).
11. FRICK, E., CSF-Symposion 7. bis 9. 9. 64 (Rostock).
12. HULANICKA, K., R. AREND und M. ORLOWSKI, Arc. Neurolog. (Chikago) **8**, 194 ff. (1963).
13. JOHNSDOTTIR, K. und A. LOWENTHAL, World Neurol. **3**, 659 ff. (1962).
14. IVERS, R. R., B. F. MCKENZIE, W. F. MCGUCKIN und N. P. FOLDSTEIN, J. Amer. Med. Assoc. **176**, 515 ff. (1961).
15. LATERRE, E. C., J. F. HEREMANS, G. DEMANET, Rev. neurol. **107**, 500 ff. (1962).
16. LOWENTHAL, A., VII the Internat. Congress of Neurol. Roma (1961).
17. LOWENTHAL, A., Acta neurol. belg. **62**, 875 ff. (1962).
18. LOWENTHAL, A., CSF-Symposion 7. bis 9. 9. 64 (Rostock).
19. PETER, A., CSF- Symposion 7. bis 9. 9. 64 (Rostock).
20. PLUM, C. M. und T. FOG, Acta psychiatr. Scand. **34**, 128 ff. (1959).
21. v. RYMENANT, M. und J. OTTEN, Acta neurol. Belg. **63**, 454 ff. (1963).
22. VAN SANDE, M., D. KARCHER und A. LOWENTHAL, Acta neurol. Belg. **59**, 762 ff. (1959).

23. van Sande, M., A. Lowenthal und D. Karcher, Vortrag: CCF-Symposion 7. bis 9. 9. 64 (Rostock).
24. Sayk, J., CSF-Symposion 7. bis 9. 9. 64 (Rostock).
25. Spolter, H. und H. C. Thompson, Neurology (Minneap.) **12**, 53 ff. (1962).
26. Steger, J., Dtsch. Z. Nervenheilk. **170**, 106 ff. (1952).
27. Schapira, K. und D. C. Park, J. Neurol. Neurosurg. Psychiat. N. S. **24**, 121 ff. (1961).
28. Scheid, W., Lehrbuch der Neurologie (Stuttgart 1963).
29. Schinko, H., H. Tschabitscher, Wien. Klin. Wschr. **71**, 417 ff. (1959).
30. Schmidt, R. M., Psych. Neurolog. u. med. Psychol. **15**, 393 ff. (1963).
31. Wüthrich, R., H. P. Rieder und J. B. Meyer, Nervenarzt **34**, 32 ff. (1963).
32. Schmidt, H., persönliche Mitteilung.

d) Das Liquoreiweißbild bei Tumoren des ZNS

Eine funktionell-genetische Betrachtungsweise von Liquorbefunden (11) läßt alle Liquorveränderungen bei Tumoren des ZNS in zwei große Gruppen aufgliedern (6):

1. *Die durch den Tumor direkt bedingten Liquorveränderungen.* Unter diesen haben die Tumorzellen im zytologischen Befund die größte Bedeutung. Für die klinische Erfassung und vor allem für die morphologische Differenzierung der Hirngeschwülste hat die Liquorzytologie in den letzten Jahren wesentliche Beiträge liefern können (13, 17). Neben der Beeinflussung des Zellbildes treten alle weiteren direkten Einwirkungen der Tumoren auf die Liquorbeschaffenheit an Bedeutung zurück. Immerhin kann grundsätzlich aber auch das Liquoreiweißbild unmittelbaren Einflüssen eines Hirntumors unterliegen. Wenn es ferner gelingen sollte, für den Tumorstoffwechsel spezifische Enzymproteine im Liquor aufzufinden, wird man vor allem auch von enzymologischen Liquoruntersuchungen diagnostische Wege erhoffen dürfen. Selten gelingt einmal der Nachweis bestimmter aus dem Tumor stammender Stoffe, wie z. B. schwarzes Pigment bei einer Melanommetastase oder Talg bei einem Teratom (6).

Ausschließlich die durch den Tumor direkt bedingten Liquorveränderungen können als beweisend für das Vorhandensein eines Tumors angesehen werden. Alle weiteren, in der folgenden Gruppe zusammengefaßten Liquorveränderungen sind unspezifisch und nur als solche zu werten.

2. *Die durch den Tumor indirekt bedingten Liquorveränderungen.* Hier ist wohl an erster Stelle die Einwirkung des Tumors auf die Liquorpassage und ein daraus resultierendes totales oder partielles Kompressionssyndrom zu nennen. Neben den Tumoren im Rückenmarksbereich sind es vornehmlich die infratentoriellen Tumoren der hinteren Schädelgrube (besonders die Kleinhirnbrückenwinkeltumoren), welche einen Verschluß der Liquorabflußwege bewirken. Da das Kompressionssyndrom vor allem durch eine mehr oder weniger extreme Hyperproteinose bei nur geringfügiger Pleozytose (proteinozytologische Dissoziation) geprägt ist, ergibt sich hier die vordergründige Bedeutung des Liquoreiweißbildes. Auf das mit der Hyperproteinose häufig verbundene elektrophoretische Mischpherogramm und rechtsständige Kolloidausfälle wurde bereits oben bei der Erörterung funktionell-genetischer Faktoren des Kompressionssyndroms hingewiesen.

Zu den indirekten Tumoreinwirkungen auf den Liquor sind auch alle Störungen des Hirnschrankensystems bis hin zum völligen Zusammenbruch der ,,Blutliquorschranke", nämlich der Blutung in die Liquorräume zu rechnen. Besonders gefäßreiche Tumoren, wie das multiforme Glioblastom und Hämangiome, zeichnen sich durch diese im Liquor faßbaren Permeabilitätsstörungen aus (4).

Weitaus am häufigsten aber erschöpfen sich die indirekten Tumoreinflüsse auf den Liquor in Veränderungen völlig uncharakteristischer Art. Hier sind zu nennen leichte Pleozytosen, mäßige Totalproteinerhöhungen, geringe pathologische Kolloidkurven sowie uncharakteristische Auffälligkeiten im Proteinogramm.

Leichtere Eiweißerhöhungen finden sich – wie bereits erwähnt – vor allem bei den Prozessen der hinteren Schädelgrube, sind aber auch nicht selten bei Meningeomen oder anderen Geschwülsten anzutreffen. Dort, wo ein Tumorwachstum Ventrikelnähe erreicht, soll vor allem mit Pleozytosen (Reizpleozytose) zu rechnen sein. Zu den häufigsten uncharakteristischen Auffälligkeiten im Liquoreiweißbild bei Tumoren zählen wohl die elektrophoretischen Proteinogrammveränderungen. Hier wiederum stehen leichte γ-Globulin-Erhöhungen – meist als γ-globulino-kolloide Dissoziation – im Vordergrund neben Mischpherogrammen als Ausdruck gestörter Schrankenverhältnisse (8, 4). Aber auch kolloidfällende γ-Globuline können einmal im Liquor bei Hirntumoren gesehen werden. In diesen Fällen sollte man sich daran erinnern, daß Hirntumoren und entzündliche Prozesse sich nicht gegenseitig ausschließen, sondern gelegentlich sekundär-entzündliche Veränderungen das Liquorbild bei einem Tumor bestimmen können. Von manchen Autoren (8, 22) wird hervorgehoben, daß β-Globulin-Vermehrungen im Tumor-Liquor zu ausgesprochenen Seltenheiten gehören.

Sichere Beziehungen dieser uncharakteristischen Liquorbefunde zur klinischen Symptomatologie der Hirntumoren bestehen nicht. Allgemein läßt sich nur herausstellen, daß kurze klinische Anamnesen eher pathologische Liquorveränderungen erwarten lassen als protrahierte Krankheitsverläufe.

Wenn schon nicht selten das papierelektrophoretische Proteinogramm mit einem „Misch-Typ" die gestörten Schrankenverhältnisse beim Hirntumor vermuten läßt, so kommt diese Alteration des Hirnschrankensystems noch häufiger im Immunopherogramm zur Darstellung. Etwa 90% aller Hirntumoren sollen im Liquorimmunopherogramm eine stärkere Subfraktionierung oder „liquorfremde" Proteine erkennen lassen (20). Betont wird allerdings ausdrücklich, daß dieser völlig unspezifische Befund in keiner Beziehung zur Malignität bzw. Benignität des Prozesses steht.

Im Lipopherogramm des Liquors ist bei Tumoren nicht selten eine sogenannte β-Lipidbande zu beobachten (2, 7, 14, 21). Bei Fehlen einer starken Zellvermehrung, einer makroskopisch erkennbaren Blutung oder stärkeren Xanthochromie ist dieses Auftreten einer starken β-Lipidbande als pathognomonisch für das Vorliegen eines raumfordernden Prozesses anzusehen (2). Möglicherweise ist diese Auffälligkeit des Lipopherogramms auf katabolische Vorgänge im lipidreichen Nervengewebe zurückzuführen (21). Als Auffälligkeit des Liquor-Glykopherogramms ist bei Tumoren häufig ein sogenannter α_1-KH-Typ oder auch eine Vermehrung der α_2- und β-Glykoproteide beschrieben worden (2, 14). Vor allem bei Tumoren der hinteren Schädelgrube sollen diese erhöhten Glykoproteidwerte anzutreffen sein, so daß dieser Befund mit dem Tumorsitz in Verbindung gebracht wird (12). Auch quantitativ-chemisch hat sich im Liquor bei Tumoren eine Erhöhung des Mucoproteidgehaltes (normal bei 0 – 5 – 37 mg%) auffinden lassen (18). Da gleiche Beobachtungen aber ebenfalls bei zerebralen Gefäßverschlüssen zu machen sind, kommt diesen Befunden keine diagnostische Wertigkeit bei. Unter den Bausteinen der Glykoproteide sind schließlich auch die Hexosamine im Liquor bei Hirntumoren vermehrt gefunden worden (15).

Umfangreich sind bereits die Mitteilungen über Veränderungen der Liquorenzyme bei zerebralen Tumoren. Allerdings sind auch hier wieder die Untersuchungsergebnisse nicht einheitlich. Von einigen Autoren wurden normale Werte der Transaminasen und glykolytischen Fermente (16) gefunden, andere berichten über Aktivitätssteigerungen der GOT und LDH (3, 5) und schließlich wurden auch erniedrigte LDH- und GOT-Werte (19), vor allem bei Meningeomen gesehen. Bei zerebralen Karzinommetastasen sollen die Aktivität der Acetylcholinesterase im Liquor signifikant herabgesetzt sein (10) und unter den LDH-Isoenzymen die 3., 4. und 5. Fraktion eine pathologische Betonung erfahren (9). Ziemlich übereinstimmend ist bei Tumoren in über 50% aller Fälle eine Erhöhung der Phosphohexoseisomerase im Liquor beschrieben worden (16, 23), so daß diesem Enzymprotein vielleicht eine diagnostische Bedeutung zukommen kann. Wenn erhöhte Liquorwerte der β-Glucuronidase vor allem bei malignen Tumoren beobachtet wurden (23), so könnte dieser Befund mit einem nachweislich erhöhten β-Glucuronidasegehalt im Glioblastomgewebe in Zusammenhang stehen (1).

Unser derzeitiges Wissen über die Liquorveränderungen, vor allem die des Liquoreiweißbildes bei Tumoren ist – wie dargelegt wurde – noch sehr gering. Vor allem fehlt es noch an Kenntnissen über direkte Einflüsse der Hirngeschwülste bzw. deren Stoffwechsel auf die Zusammensetzung der Liquorproteine. Solange diese engen Grenzen der Liquordiagnostik bei Hirntumoren bestehen, wird in der Klinik die Bedeutung des Liquors bei der Tumordiagnostik hinter der der neuroradiologischen und elektrophysiologischen Methoden weit zurückstehen.

Literatur

1. Anlyan, A. J., A. Starr, Cancer (Philad.) **5,** 578 (1952).
2. Bauer, H., Dtsch. Z. Nervenheilk. **175,** 354ff. (1956).
3. Corridori, F., G. Tagliabue, Riv. Neurobiol. **5,** 429ff. (1960).
4. Delank, H. W., Dtsch. Z. Nervenheilk. **174,** 429ff. (1956).
5. Delank, H. W., Dtsch. Z. Nervenheilk. **184,** 632ff. (1963).
6. Demme, H., Die Liquordiagnostik in Klinik u. Praxis (München 1950).
7. Fournier, E. und P. Gervais, Laboratoria **15,** 353ff. (1960).
8. Habeck, D., CSF-Symposion 7. bis 9. 9. 64 (Rostock)
9. van der Helm, H. J., Clin. Chim. acta **8,** 193ff. (1963).
10. Hermann, B. und J. Cseppento, Orvosi Szemle **100,** 1883 (1959).
11. Kafka, V., Z. Neurol. 135 (1931).
12. Lang, B., F. Mikula u. a., Klin. Wschr. **37,** 639ff. (1959).
13. Lumsden, C. E., Ach. Vecchi Anat. Pat. **31,** 318ff. (1960).
14. Makrov, A. Y., Z. Nevropat. Psychiat. **62,** 537ff. (1962).
15. Quadbeck, G., 2. Liquor-Kolloquium 4. bis 6. 7. 63 Münster (Westf.).
16. de Risio, C. und J. N. Cumings, Riv. Neurobiol. **6,** 535ff. (1960).
17. Sayk, J., Cytologie der Cerebrospinalflüssigkeit (Jena 1960).
18. Silverstein, A., E. M. Greenspan, Confin. neurol. (Basel) **19,** 306ff. (1959).
19. Spolter, H., H. G. Thompson, Neurology (Minneap.) **12,** 53ff. (1962).
20. Svennilson, E., S. J. Dencker und B. Swahn, Neurology (Minneap.) **11,** 989ff. (1961).
21. Swahn, B. und R. Brönnestam, S. J. Dencker, Neurology (Minneap.) **11,** 437ff. (1961).
22. Schmidt, R. M., Kongr. Psych.-Neurolog. Ges. d. DDR, Dresden 17. bis 19. X. 1963.
23. Thompson, H. G., E. Hirschberg, M. Osnos und A. Gellhorn, Neurology (Minneap.) **9,** 545 (1959).

e) Das Liquoreiweißbild der zerebrovaskulären Erkrankungen

Bei allen kreislaufabhängigen Erkrankungen des zentralen Nervensystems ist der Liquor und speziell das Liquoreiweißbild entweder völlig unauffällig oder aber es bietet sich ein recht buntes uncharakteristisches Bild von leichten Veränderungen. Dieser multiformen „Liquormikrosymptomatik" kommt, da sie in keiner festen Beziehung zur Art und Schwere des Gefäßprozesses steht, kaum eine klinische Bedeutung zu. Das Auffinden dieser Liquorveränderungen kann bei Zuordnung zum klinischen Bild lediglich den allgemeinen Verdacht auf das Vorliegen eines zerebral-organischen Geschehens unterstreichen, nicht aber nennenswert zur Differentialdiagnose beitragen.

Die Häufigkeit, mit welcher überhaupt Liquorveränderungen bei zerebralen Gefäßprozessen zu finden sind, hängt wiederum zunächst von der Vielzahl der zur Verfügung stehenden Untersuchungsmethoden ab. Auch hier zeigt sich vor allem wieder die Überlegenheit einer elektrophoretischen Liquoreiweißanalyse gegenüber den „klassischen" Proteinuntersuchungen. Während an einem größeren Krankengut bei Hirnduchblutungsstörungen der Liquor in etwa 30% der Fälle eine mehr oder weniger, aber meist nur mäßige Gesamteiweißerhöhung zeigte (10), sind verschiedenartige Veränderungen der elektrophoretischen Liquor-Proteinogramme in etwa der Hälfte dieser Fälle oder noch häufiger zu registrieren (2, 8, 14).

Aber auch die Art und Lokalisation der zerebralen Gefäßprozesse haben einen gewissen Einfluß auf die Häufigkeit der Liquorveränderungen. Sieht man von den meist bluthaltigen Liquorbefunden bei hypertonischen Massenblutungen ab, so sind Liquorveränderungen, vor allem auch Gesamt-Eiweißerhöhungen bei embolischen Enzephalomalazien am regelmäßigsten und zwar in über 50% der Fälle aufzufinden. Demgegenüber zeigt der Liquor bei arteriosklerotischen Enzephalomalazien nur in 10–20% der Fälle eine Hyperproteinose (17). Darüber hinaus läßt sich feststellen, daß die Liquor-Gesamt-Eiweißwerte bei frischen Gefäßprozessen höher liegen als bei älteren (1), wie überhaupt um so häufiger völlig normale Liquorbefunde anzutreffen sind, je länger die Erkrankung besteht (2, 4).

Völlig uncharakteristisch sind auch die leichten Ausfälle in den Kolloidreaktionen bei zerebrovasculären Störungen. Eine gewisse Bedeutung kommt bei Anwendung der Salzsäure-Kollargol-Reaktion vielleicht der „kolloiden Dissoziation" (s. oben) zu, da dieser Befund eine differentialdiagnostische Abtrennung von entzündlichen Prozessen ermöglichen soll (8).

Eine Vielzahl unterschiedlicher Abweichungen kennzeichnet in dieser Krankheitsgruppe das elektrophoretische Proteinogramm, doch überwiegen β- und noch etwas häufiger γ-Globulin-Vermehrungen meist in Form einer globulino-kolloiden Dissoziation (1, 2, 7, 14).

Diese gelegentliche Vermehrung der β-Globuline bei Gefäßprozessen scheint nicht durch eine Transferrinerhöhung bedingt zu sein, da quantitative Transferrinuntersuchungen bei gefäßabhängigen Hirnatrophien in etwa $^1/_3$ der Fälle sogar erniedrigte Transferrinwerte ergeben haben (5).

Aber auch Albuminvermehrungen können sich im Pherogramm zeigen und die Frage steht offen, inwieweit unterschiedliche pathophysiologische Vorgänge (z. B. Hypertonie, entzündliche Begleiterscheinungen, Plexusalterationen u. a. m.) Beziehung zu den verschiedenen Liquoreiweißbildern haben.

Die Glykoproteide werden im Liquor bei Gefäßprozessen meist vermehrt angetroffen, nur sollen sie kurz nach einem Insult vorübergehend erniedrigt sein (12).

Bereits zahlreich sind die Berichte über das Verhalten der Liquor-Enzymproteine bei zerebralen Gefäßprozessen. Als ziemlich gesichert kann hier angesehen werden ein starkes Ansteigen der Transaminasenaktivitäten (besonders der GOT) unmittelbar nach einem frischen Insult (11, 15, 16). Dieser Aktivitätsanstieg soll im Liquor schneller als im Serum erfolgen und bis zum 3. Tag anhalten (13, 16). Ein rascheres Abklingen der erhöhten Liquor-GOT-Werte ist dann zu beobachten, wenn die akute Gefäßkrise noch zu keinem zerebralen Infarkt geführt hat (6). Weniger einheitlich sind die Berichte über die glykolytischen Fermente im Liquor bei zerebralen Gefäßkrankheiten. So wurden sowohl Aktivitätsanstiege (9) als auch unauffällige Enzymwerte (3) beobachtet.

Literatur

1. BRONSKY, D., E. KAPLITZ, D. ADE und A. DUBIN, Amer. J. med. Sci. **244**, 54 ff. (1962).
2. DELANK, H. W., Fortschr. Neurolog. Psychiatr. **25**, 355 ff. (1957).
3. DELANK, H. W., Dtsch. Z. Nervenheilk. **184**, 632 ff. (1963).
4. DEMME, H., Die Liquordiagnostik in Klinik u. Praxis (München 1950).
5. FRICK, E., Klin. Wschr. **41**, 75 ff. (1963).
6. GREEN, J. B., A. OLDENWURTEL, J. Neurosurg. **17**, 70 ff. (1960).
7. HABECK, D., Psych. Neurologia (Basel) **139**, 185 ff. (1960).
8. HABECK, D., Dtsch. Z. Nervenheilk. **177**, 309 ff. (1958).
9. JECEK, P. und J. TOVAREK, Čsl. Neurol **24**, 375 ff. (1961).
10. KEHRER, H. E., Die cerebrale Gefäßsklerose (Stuttgart 1959).
11. KROGSGAARD, A. R., F. QUAADE, Acta neurol. Scand. **39**, 154 ff. (1963).
12. LANG, B., F. u. M. MIKULA, Klin. Wschr. **37**, 639 ff. (1959).
13. MARAWSKI, K., W. SZAJBEL, J. WALD und D. WODNIK, Neurol. Neurochir. Psychiat. pol. **11**, 327 ff. (1961).
14. PETER, A. und R. M. SCHMIDT, Arch. Psych. Z. Neurolog. **205**, 171 ff. (1964).
15. PREC, A., J. KRYSA, J. MAYER, Psychiat. neurol. med. Psychologie (Leipzig) **13**, 406 ff. (1961).
16. RUPPRECHT, A., E. SCHERZER und H. STEGER, Wien. Klin. Wschr. **74**, 756 (1962).
17. SCHEID, W., Lehrbuch der Neurologie (Stuttgart 1963).

f) Das Liquoreiweißbild bei degenerativen Erkrankungen des ZNS

Noch geringfügiger und mit noch geringerer Häufigkeit als bei den zerebralen Gefäßprozessen sind die leichten unspezifischen Liquoreiweißveränderungen bei degenerativen Erkrankungen des ZNS anzutreffen. Vielmehr ist hier vorwiegend eine Liquoreuproteinose zu beobachten.

Wenn Liquorauffälligkeiten bei diesen Krankheitsbildern in Erscheinung treten, dann handelt es sich meist um geringfügige Erhöhungen des Gesamt-Eiweißwertes. Darüber hinaus erscheinen bemerkenswert gewisse Auffälligkeiten im elektrophoretischen Proteinogramm, die sich vor allem bei den degenerativen Prozessen, welche mit stärkeren Substanzverlusten einhergehen, feststellen lassen. Vermehrungen der α- und β-Globuline, gelegentlich auch der γ-Globuline sind ein nicht seltener Befund bei hirnatrophischen Prozessen (2, 3, 10) und scheinen in gewisser Beziehung zum prozeßhaften Charakter des jeweiligen zerebralorganischen Geschehens zu stehen (2). Ähnliche elektrophoretische Eiweißbefunde können bisweilen auch bei Myopathien (?), spinalen Muskelatrophien, Hungerdystrophien und funikulären Spinalerkrankungen gesehen werden (8, 3). Für manche dieser Fälle kann der pia-subarachnoidale Raum als Bildungsort der vermehrten β-Globuline vermutet werden (10), zumal dann, wenn – wie in etwa $1/3$ aller Systematrophien – auch der Liquortransferringehalt erhöht ist (4).

Die Kolloidreaktionen sind bei den degenerativen Erkrankungen meist unauffällig auch in den Fällen, in welchen das Pherogramm Globulinverschiebungen erkennen läßt (globulino-kolloide Dissoziation). Lediglich bei erhöhten Gesamt-Eiweißwerten kann die Salzsäure-Kollargolreaktion eine kolloide Dissoziation aufdecken (5).

Bei der WILSONschen hepatolentikulären Degeneration ist neben einem Coeruloplasminmangel im Serum (1) eine Erhöhung verschiedener freier Aminosäuren (Leucin, Isoleucin, Phenylalanin) im Liquor beschrieben und als Hinweis für eine Abnormität des Aminosäurenstoffwechsels im Gehirn angesehen worden (11).

Erwähnenswert ist weiterhin eine Verminderung der proteingebundenen hexosehaltigen Polysaccharide bei mit starker Atrophie einhergehenden degenerativen Hirnerkrankungen

(7). Schließlich liegen auch vereinzelte Berichte über das Verhalten der Enzymproteine im Liquor bei degenerativen Prozessen vor (6, 9). Die mitgeteilten Ergebnisse lassen aber keine signifikanten Normabweichungen erkennen.

Literatur

1. BURTIN, P., J. URIEL, B. PÉPIN, Bull. Mém. Soz. Méd. Hôp. Paris **114,** 629 f. (1963).
2. DELANK, H. W., Fortschr. Neurolog. Psychiatr. **25,** 355 ff. (1957).
3. FEKAS, L., Wien. Z. Nervenheilk. Grenzgeb. **16,** 162 ff. (1959).
4. FRICK, E., Klin. Wschr. **41,** 75 ff. (1963).
5. HABECK, D., Dtsch. Z. Nervenheilk. **177,** 309 ff. (1958).
6. OSTERMANN, E. und K. JENSEN, Nord. psykiat. T. **14,** 45 ff. (1960).
7. SAKURADA, S., Psychiat. Neurol. jap. **64,** 324 ff. (1962).
8. SPINA-FRANCA, A. und M. CANELAS, Arqu. Neuro-psiquiat. (S. Paulo) **20,** 183 ff. (1962).
9. STANLEY, M., A. SAIFER, B. W. VOLK, J. dis. Child **97,** 684 ff. (1959).
10. SCHMIDT, R. M., Münch. med. Wschr. **104,** 1713 ff. (1962).
11. TERAO, T., Psychiat. Neurol. jap. **60,** 2061 ff. (1960).

g) Das Liquoreiweißbild bei traumatischen Schädigungen des zentralen Nervensystems

Schädel- und Wirbelsäulenverletzungen, welche mit einer substantiellen Schädigung des zentralen Nervensystems oder seiner Häute einhergehen, zeigen sehr häufig für eine gewisse Zeit nach dem Unfall Liquorveränderungen, auch wenn es nicht zu einer sichtbaren Blutung in die Liquorräume gekommen ist. Unter diesen Liquorauffälligkeiten sind in der Initialphase unmittelbar nach dem Unfallereignis leichte Pleozytosen und α-Globulin-Vermehrungen, meist in Form einer α-globulino-kolloiden Dissoziation vorherrschend. Recht bald tritt die Zellvermehrung aber in den Hintergrund und leichte Hyperproteinosen sind dann der weitaus häufigste posttraumatische Liquorbefund (1). Die Kolloidreaktionen bleiben auch jetzt in der Regel unauffällig, während sich im elektrophoretischen Proteinogramm oft eine Dysproteinose mit mäßiger γ-Globulin-Vermehrung, also eine γ-globulino-kolloide Dissoziation zu erkennen gibt. An einem größeren Krankengut zeigte sich, daß Hirnkontusionen für einen Zeitraum bis zwei Monate nach dem Unfall stets irgendwelche pathologischen Liquorveränderungen, darunter in etwa $^1/_5$ der Fälle α-Globulin-Vermehrungen, aufwiesen (2). In dem dann folgenden Zeitraum vom 2. bis 6. Monat kam es bereits in der Hälfte der Fälle zu einer Normalisierung des Liquorbildes. Diese Untersuchungsbefunde scheinen insbesondere deswegen klinische Bedeutung zu haben, weil sie den grundsätzlichen Wert der frühzeitigen Liquoruntersuchung bei posttraumatischen Zustandsbildern – gerade auch in der ärztlichen Gutachtertätigkeit – unter Beweis stellen. Kaum betont werden muß, daß diese völlig unspezifischen Liquorbefunde natürlich nicht geeignet sind, die Traumatogenese eines hirnorganischen Zustandes oder Beschwerdebildes zu beweisen, sondern lediglich bei Zuordnung zum klinischen Gesamtbild diagnostische Bedeutung gewinnen können. Ob auch bei reinen Hirnerschütterungen (Commotio cerebri) das Liquoreiweißbild pathologische Veränderungen aufweisen kann, scheint bisher nicht geklärt zu sein. Wenn man allerdings heute annimmt, daß praktisch bei jeder traumatischen Hirnschädigung ein Hirnoedem als Folge einer Schädigung des Hirnschrankensystems anzutreffen ist (3), so kann auch in diesen leichtesten Fällen einer Hirnverletzung eine Störung des physiologischen Liquoreiweißbildes (faßbar vielleicht im Immunopherogramm?) vermutet werden. Doch liegen unseres Wissens hier noch keine eingehenden Untersuchungen vor.

Unter den Enzymproteinen sind die Transaminasen im Liquor nach Schädelhirntraumen genauer untersucht worden (4). Hier zeigt sich vor allem bei frischen Verletzungen in etwa 25% der Fälle ein deutlicher Aktivitätsanstieg nicht nur im Liquor sondern gleichzeitig auch im Serum.

Literatur

1. DEMME, H., Die Liquordiagnostik in Klinik u. Praxis (München 1950).
2. HABECK, D., Psych. Neurolog. med. Psycholog. **14,** 185 ff. (1962).
3. HEMMER, R., Deutsch. med. Wschr. **85,** 1102 ff. (1960).
4. PREC, A., J. KRYSA, J. MAYER, Cst. Neurol. **24,** 380–386 (1962).

h) Das Liquoreiweißbild bei zerebralorganischen Anfällen

Sofern ein dem Anfalleiden zugrunde liegendes zerebralorganisches Geschehen seinerseits nicht pathologische Liquorveränderungen verursacht, ist der Liquor bei Anfallkranken in der Mehrzahl der Fälle unauffällig. Leichte Normabweichungen bietet der Liquor nicht selten aber auch bei der kryptogenetischen sogenannten genuinen Epilepsie und zwar umso mehr je unmittelbarer ein Anfall der Liquorentnahme vorausgegangen ist (3). Unter diesen offenbar allein mit dem Anfallgeschehen in ursächlichem Zusammenhang stehenden Liquorveränderungen sind Pleozytosen ziemlich selten und wenn, dann nur sehr mäßig ausgeprägt. Die häufigsten – wenn auch meist diskreten – Auffälligkeiten zeigt vielmehr das Liquoreiweißbild. Hier begegnet man gelegentlich leichten Hyperproteinosen – häufiger aber sehr auffälligen Hypoproteinosen (3). Unter allen Krankheitsbildern, welche im Liquor Gesamt-Eiweiß-Verminderungen zeigen können, steht die Gruppe der Epilepsien im Vordergrund (4). Bereits oben, bei der funktionell-genetischen Betrachtung von Liquoreiweißbildern, konnte darauf hingewiesen werden, daß seit längerem (5) diese Totalproteinverminderungen im Liquor mit Funktionsstörungen der Plexus chorioidei in Zusammenhang gebracht werden. Beweisbare Erklärungen für diese bei manchen Anfallkranken recht auffällige hypoproteinische Dysproteinose fehlen bislang aber noch.

Während die Kolloidreaktionen bei Epilepsie kaum pathologische Befunde – allenfalls einmal eine kolloide Dissoziation – ergeben, zeigt das elektrophoretische Proteinogramm in etwa $1/3$ der Fälle verschiedenartige Auffälligkeiten (7). Auch hier wiederum kann am häufigsten unmittelbar nach einem Anfall mit pathologischen Pherogrammen gerechnet werden (1, 11). Neben gelegentlichen Albumin-Vermehrungen sind vor allem deutlich erhöhte V-Fraktionen im Lumballiquor erwähnenswert. Unter den Globulinen zeigen die α-Globuline erhöhte Werte, deren Intensität mit zeitlichem Abstand vom Anfall fast kontinuierlich abnimmt und dann nicht selten einer β-Globulin-Vermehrung Platz macht (1). Ähnliche pherographische Befunde können auch nach Elektroschocktherapie gesehen werden. Sonst aber bestehen keine Beziehungen des Liquorproteinogramms zur klinischen Symptomatologie und auch nicht zum EEG-Befund bei den Anfalleiden (2, 7).

Interessant sind Untersuchungsergebnisse über den Glykoproteidgehalt im Liquor bei Epilepsien (6). Dieser soll bei genuinen Epilepsien normal, bei symptomatischen – besonders posttraumatischen – Anfalleiden aber signifikant erhöht sein.

Während die Glutaminsäure im Liquor bei Epileptikern erniedrigt gefunden wurde (9), soll unter den Proteinbausteinen das Galaktosamin im Liquor erhöht sein und sich unter einer erfolgreichen Therapie normalisieren (10). Ein deutlicher Aktivitätsanstieg zahlreicher Liquor-Enzymproteine (vor allem der GOT und der glykolytischen Fermente) nach einem epileptischen Anfall ist wohl ebenso wie die oben erwähnte α-Globulin-Vermehrung allgemein als zentrale Streß-Reaktion zu werten (2, 8).

Abschließend bliebe nochmals hervorzuheben, daß gröbere Liquordysproteinosen, vor allem stark pathologische Kolloidkurven, deutlich erhöhte Gesamt-Eiweißwerte und schließlich γ-Globulin-Vermehrungen nicht zum Liquorbild bei genuiner Epilepsie gehören. Ihr Auffinden muß vielmehr den Verdacht auf eine organische Hirnerkrankung als Ursache der vorliegenden Anfälle lenken.

Literatur

1. Delank, H. W., Gütersloher Fortbildungswoche 1957.
2. Delank, H. W., Dtsch. Z. Nervenheilk. **184,** 632ff. (1963).
3. Demme, H., Die Liquordiagnostik in Klink u. Praxis (München 1950).
4. Habeck, D., Arch. Psych. **202,** 354 (1961).
5. Kafka, V., Mschr. Psychiatr. Neurol. **101,** 129 (1939).
6. Lang, B., F. Mikula und Mitarb., Klin. Wschr. **37,** 639ff. (1959).
7. Laciga, Z., F. Machula, Českneurologie **22,** 292ff. (1959).
8. Mann, S. H., N. de Pasquale, R. Paterson, Neurology (Minneap.) **10,** 381ff. (1960).
9. de Maio, D., A. Madeddu, Arch. sci. med. **109,** 396ff. (1960).
10. Quadbeck, G., 2. Liquor-Kolloquium 4. bis 6. 7. 63, Münster (Westf.).
11. Schmidt, R. M., Kongr. d. Psych.-Neurolog. Ges. der DDR, Dresden 17. bis 19. X. 63.

i) Das Liquoreiweißbild bei Psychosen

Somatischen, vor allem auch biochemischen Fragestellungen ist bei Psychosen bereits seit langem ein breites Interesse gewidmet worden. Mit der fortlaufenden Entwicklung neuer chemischer und physikalischer Untersuchungsmethoden sammelt sich eine kaum mehr übersehbare Fülle von humoralen und Stoffwechsel-„Befundberichten" bei Psychosen, in Sonderheit auch bei endogenen Psychosen an. Übersichten über derartige Untersuchungsergebnisse sind in den letzten Jahren mehrfach gegeben worden (3, 6, 13, 14). Völlig offen aber ist bis heute die grundsätzliche Frage geblieben, ob solche somatischen Befunde überhaupt in irgendeiner Beziehung zum Dasein oder sogar zum Sosein einer Psychose gesehen werden können, oder nicht vielmehr auch hier lediglich deren begründbarer Zusammenhang mit zerebralorganisch gebundenen pathophysiologischen Vorgängen diskutiert werden kann. Trotz dieser schweren Bedenken, welche einer Synopsis von psychopathologischen Bildern und Liquorbefunden entgegenstehen, soll der Vollständigkeit halber wenigstens kurz auch über das Liquoreiweißbild bei Psychosen berichtet werden.

Bei einer Vielzahl von Kranken mit einer endogenen Psychose sind der Liquor und auch das Liquoreiweißbild völlig normal und unauffällig. Aber schon bei älteren Liquorproteinuntersuchungen mit Fraktionierung auf Grund der Salzempfindlichkeit haben sich gelegentlich bei Psychosekranken Verschiebungen der einzelnen Eiweißfraktionen ergeben (14). Wie zu erwarten gewesen ist, hat dann die wesentlich empfindlichere Methode der elektrophoretischen Differenzierung der Liquorproteine eine noch größere „Ausbeute" an pathologischen Liquorbefunden bei Psychosen erbracht. In der Gruppe der Schizophrenien hat man im Liquorproteinogramm eine gewisse Häufung von α-Globulin-Vermehrungen unmittelbar nach der Behandlung oder aber bei akuten hebephrenen und katatonen Verlaufsformen gesehen (7, 17). Ähnliche Dysproteinosen vom Typ der α-globulino-kolloiden Dissoziation konnten auch bei floriden exogenen Psychosen, z. B. Alkoholdelirien, Kontusionspsychosen und sogenannten JNH-Psychosen beobachtet werden (5), wobei ohne Zweifel solche Liquorbefunde hier nur auf das zerebralorganische nicht aber auf das psychotische Geschehen bezogen werden können. Vermehrungen der Liquor-β-Globuline werden als auffällig bei schizophrenen Defekten und bei Körperschizophrenien beschrieben (7, 9), während bei paranoiden Psychosen neben allen anderen Liquorbefunden auch das Proteinogramm unauffällig sein soll (7).

Besonderes Interesse wurde auch den Kohlenhydratkomponenten der Glykoproteide im Liquoreiweißbild bei Psychosen geschenkt. So soll bei Schizophreniekranken der Neuraminsäuregehalt im Liquor konstant erniedrigte Werte aufweisen, wie sie bei gesunden Kindern unter 6 Jahren, nicht aber bei gesunden Erwachsenen vorkommen (1, 4, 12). Klinische Besserungen, speziell nach Insulinkur, sollen einer Erhöhung des Neuraminsäuregehaltes im Liquor korreliert sein (15). Nicht unerwähnt darf aber bleiben, daß einige Nachuntersuchungen (8) diesen Neuraminsäuremangel im Liquor bei Schizophrenen nicht haben bestätigen können.

Unter den manisch-depressiven Psychosen wurde bei manischen Zustandsbildern im Liquor ein Anstieg der proteingebundenen Polysaccharide und auch der Neuraminsäure sowie der Hexosamine beobachtet (2, 16). Die gleichen Liquoreiweißveränderungen sollen während der depressiven Krankheitsphasen nicht zu sehen sein. Hier wird vielmehr eine Verminderung des Gehaltes an freien Aminosäuren (10) in Sonderheit der Glutaminsäure (11) im Liquor berichtet.

Bereits bei diesem kurzen Überblick konnte deutlich werden, daß das Liquoreiweißbild bei Psychosen keine signifikanten Auffälligkeiten aufzuweisen hat und klinisch verwertbare Untersuchungsresultate bisher nicht vorliegen. Insbesondere aber erscheint wichtig, derartige humorale Untersuchungsbefunde bei Psychosen allenfalls zu registrieren, jedoch zunächst die Unmöglichkeit eines begründbaren Bezuges zu psychischen Syndromen nicht außer acht zu lassen.

Literatur

1. BOGOCH, S., Arch. Neurolog. Psychiatr. (Chicago) **80**, 221 ff. (1958).
2. BOGOCH, S., K. T. DUSSIK and P. COURAN, New England, J. Med. **264**, 521 ff. (1961).
3. BUSCAINO, V. M., Dementia praecox (Milano 1957).
4. CHRISTONI, G. and R. ZAPPOLI, Amer. J. Psychiatr. **117**, 246 ff. (1960).
5. DELANK, H. W. und H. FIEBRAND, Arch. Psych. u. Z. f. d. ges. Neurolog. **197**, 619 ff. (1958).
6. FABING, H. D., J. ment. Sci. **104**, 573 ff. (1958).
7. HABECK, D., Nervenarzt **30**, 396 ff. (1959).
8. JENNER, F. A., R. J. KERRY, D. B. FOWLER and E. W. GRAVES, J. ment. Sci. **108**, 822 ff. (1962).
9. KRAUSE, K., CSF-Symposion 7. bis 9. 9. 1964 Rostock.
10. LOWENTHAL, A., D. KARCHER und M. V. SANDE, CSF-Symposion 7. bis 9. 9. 1964 Rostock.

11. DE MAIO, D. and A. MADEDDU, Arch. sci. med. **109,** 396ff. (1960).
12. PAPADOPOULOS, N. M., J. E. MC LANE and D. O'DOHERTY, J. nerv. ment. Dis. **128** 450ff. (1959).
13. RICHTER, D., Schizophrenia, somatic aspects (London 1957).
14. RIEBELING, C. Fortschr. Neurol. Psychiatr. **27,** 427ff. (1959).
15. RINKEL, M. and H. E. HIMWICH (Editors), Insulin traetment and Psychiatry (New York 1959).
16. SAKURADA, S., Z. TANAKA and M. TAKASE, Fol. psychiat. neurol. jap. **14,** 71ff. (1960).
17. SCHMIDT, R. M., Kongr. Psych. Neurol. Ges. der DDR, Dresden 17. bis 19. 10. 1963.

4. Schematische Übersicht über häufige Liquoreiweißbilder bei verschiedenen Krankheitsgruppen

C. Das pathologische Liquoreiweißbild

Tab. 6. Akute bakterielle Meningitis

	Zellbild		Eiweißbild			
	Zahl	Differential-Bild	Ges. Eiw.	Goldsolkurve	Elektrophorese	Besonderheiten
Akute Phase	$> 1000/3$	Granulozyten	↑↑↑ (meist > 70 mg%)		Praealbumin ⎫ Albumine ⎬ ↑ α-Globuline ⎭	Red. Zeit verkürzt α_1-Glykoproteide ↑ β-Lipidbande C-reaktives Protein ++ Fermentaktivitäten ↑ ↑ LDH-Isoenzyme: 4. + 5. Fr. ↑ ↑
Subakute Phase	↑↑↑	Granulozyten u. mononukleäre u. lymphozytäre Zellen	↑↑		Mischpherogramm γ-Globuline ↑	Immunopherogramm: liquorfremde Glob. Glukose ⎬ ↑ → Chloride ⎭
Heilphase	↑	Lymphozytäre Zellen	↑↑		γ-Globuline ↑	LDH-Isoenzyme: normal Fermentaktivität: ↑

Tab. 7.
Abakterielle Meningitis

Zellbild		Eiweißbild			
Zahl	Differential-Bild	Ges. Eiw.	Goldsolkurve	Elektrophorese	Besonderheiten
meist < 1000/3	Lymphozytäre Zellen oder besondere Zellformen	↑	⎤⎣⎡	γ-Globulin ↑ oder β-Globulin ↑ gelegentlich Mischpherogramm	Red.-Zeit verkürzt α_1-Glykoproteide ↑ selten β-Lipidbande C-reaktives Protein fehlt Fermentaktivitäten ↑ LDH-Isoenzyme normal Immunopherogramm: liquorfremde Globuline

Enzephalitiden

Zellbild		Eiweißbild			
Zahl	Differential-Bild	Ges. Eiw.	Goldsolkurve	Elektrophorese	Besonderheiten
< 100/3 selten bis 1000/3	Vorwiegend lymphozytäre Zellen, vereinzelt neutrophile Granulozyten	(↑)	⎤⎣⎡	angedeutetes Mischpherogramm γ-Globulin ↑	Glukose ↑ gelegentlich β-Lipidbande α_1-Glykoproteide ↑ Immunopherogramm: nicht selten liquorfremde Proteine

Tab. 8.
Poliomyelitis

Zellbild		Eiweißbild			
Zahl	Differential-Bild	Ges. Eiw.	Goldsolkurve	Elektrophorese	Besonderheiten
20–200/3 selten darüber oder darunter	granulozytäre, später lympho-histiozytäre Zellen	↑ (<100 mg%)		Albumine ↑ α-Globuline ↑ später β- u. γ-Globuline ↑	Red. Zeit verkürzt Glukose } normal Chloride GOT: erhöht

Polyradiculitis

Zellbild		Eiweißbild			
Zahl	Differential-Bild	Ges. Eiw.	Goldsolkurve	Elektrophorese	Besonderheiten
normal	unauffällig oder monozytäre Reizformen oder lymphozytäre „Rundzellen"	↑↑ (80–100 mg%)		Mischpherogramm γ-Globuline ↑	Immunpherogramm: liquorfremde Proteine

4. Schematische Übersicht über häufige Liquoreiweißbilder

Tab. 9. Unbehandelte Neurolues

	Zellbild		Eiweißbild				
	Zahl	Differential-Bild	Ges. Eiw.	Goldsolkurve	Elektrophorese	Immun-Reaktionen	Besonderheiten
Meningitis syphilitica	↑↑↑ bis über 10 000/3	vorwiegend Granulozyten	↑↑ 48–72 mg%		Mischpherogramm γ-Globuline ↑	WaR im Liquor ⌀	
Lues cerebrospinalis	↑↑↑ Mittel: 223/3	wechselnd vorwiegend kleine Lymphozyten	↑↑ Mittel: 70 mg%		Albumine ↓ γ-Globuline ↑↑ (Mittel: 30 rel% aber nicht über 40 rel%)	WaR u. TPJ in Blut und Liquor fast immer positiv	Agar-E.-phor.: 7 γ-Banden Erhöhung der Banden 1–4 Immunophorese: liquorfremde Proteine
Progressive Paralyse	↑↑ Mittel: 100/3	vorwiegend Lymphozyten	↑↑ Mittel: 72 mg%		Albumine ↓ → γ-Globuline ↑↑↑ (Mittel: 43 rel% aber nicht unter 30 rel%)	WaR u. TPJ in Blut und Liquor immer positiv	Agar-E.-phor.: 7 γ-Banden Erhöhung der Banden 1–4 Immunophorese: liquorfremde Proteine
Tabes dorsalis	↑ Mittel: 80/3	vorwiegend Lymphozyten	↑ Mittel: 35 mg%		Alb. normal γ-Globuline ↑ (Mittel: 23 rel% aber nicht über 30 rel%)	WaR: Blut 70% + Liquor 60% + TPJ: in Blut und Liquor fast stets positiv	Agar-E.-phor.: 7 γ-Banden Erhöhung der Banden 1–4 Immunophorese: liquorfremde Proteine

90 C. Das pathologische Liquoreiweißbild

Tab. 10. Encephalomyelitis disseminata

Zellbild		Eiweißbild		
Zahl	Differential-Bild	Ges. Eiw.	Goldsolkurve	Elektrophorese	Besonderheiten
↑ meist $15/3 – 100/3$	Plasmozytose (mit besonderen Reizformen)	(↑) ♂ > ♀	(Kurve)	γ-Globuline ↑ (Mittel-Wert: ≈ 25 rel%) γ-Quotient ↑	Agarpherogramm: 4γ-Fraktionen ↑ γ_3-Fraktion ↑ Immunopherogramm: liquorfremde Proteine γE-Globuline γC-Globuline Cholinesterase ↓ ↑ Neuraminsäure ↑

Tab. 11. Tumoren des ZNS

Zellbild		Eiweißbild		
Zahl	Differential-Bild	Ges. Eiw.	Goldsolkurve	Elektrophorese	Besonderheiten
Kompressions-syndrom	normal oder leichte Pleozytose	normal oder Tumorzellen	↑↑↑	(Kurve)	Mischpherogramm	Immunophero-gramm: liquor-fremde Proteine β-Lipidbande α_1-KH-Typ Phosphohexose-isomerase ↑ ↑
uncharakteristische Veränderungen	leichte Pleozytose	normal oder Tumorzellen	(↑)	(Kurve)	Mischpherogramm γ-Globuline („stummes") ↑ γ-Globulin)	Immunophero-gramm: liquor-fremde Proteine β-Lipidbande α_1-KH-Typ Phosphohexose-isomerase ↑ ↑

Tab. 12.
Zerebrovaskuläre Erkrankungen

Zellbild		Ges. Eiw.	Goldsolkurve	Eiweißbild		Besonderheiten
Zahl	Differential-Bild			Elektrophoresen		
∅ oder (↑)	unauffällig	(↑) oder ∅	"evtl. kolloide Dissoziation"	γ-Globulin (↑↑) β-Globulin (↑↑) Alb. (↑)		*Glykoproteide* ↑ *Enzymproteine:* Aktivität ↑ bei akuten Prozessen
Degenerative Erkrankungen des ZNS						
∅	unauffällig	∅ oder (↑)	"evtl. kolloide Dissoziation"	α-Globulin (↑↑) β-Globulin (↑↑) γ-Globulin (↑↑)		*Glykoproteide* ↓
Traumatische Schädigung des ZNS						
(↑)	unauffällig	(↑)		α-Globulin (↑↑) γ-Globulin (↑↑)		*Enzymproteine:* Transaminasen ↑
Zerebralorganische Anfälle						
∅	unauffällig	(↑) oder →	"evtl. kolloide Dissoziation"	α-Globulin (↑↑) β-Globulin (↑↑)		*Glykoproteide:* bei genuiner E.: ∅ bei symptomatischer E.: ↑ *Galaktosamin* ↑ *Enzymproteine:* Aktivität ↑
Psychosen						
∅	unauffällig	∅ oder (↑)		α-Globulin (↑↑) β-Globulin (↑↑)		*Neuraminsäure:* bei Schizophrenien ↑ bei Manien ↑ *Glykoproteide:* bei Manien ↑

Autorenverzeichnis

Abbassy, A. J. 66
Abelin, J. 9
Abderhalden, R. 42
Aboulwafa, M. H. 66
Adams, J. E. 57
Ade, E. 79
Aebi, H. 42
Aly, F. W. 6, 19, 26, 58, 67
Ammon, R. 42
Andersen, H. 42
Angelstein, I. 9
Anlyan, A. J. 77
Apitz, K. 50
Arend, R. 66, 74

Bammer, H. 34
Bang, H. O. 66
Bang, J. 66
Bannwarth, A. 50
Barron, K. 42
Bauer, H. 6, 9, 18, 22, 23, 34, 42, 50, 66, 67, 74, 77
Baudouin, A. 23
Becker, H. 57
Beer, M. 27
Bennhold, H. 50
Berg, G. 6, 23, 34, 35
Betke, K. 19
Betz, K. 9
Bickel, H. 6
Biondi, J. 51
Bischoff, A. 42, 66
Bodanski, O. 42
Böhm, P. 60
Böttcher, G. 71
Bogoch, S. 82
Bonavita, V. 51
Booij, J. 19, 67, 74
Borkowski, T. 35
Brezina, M. 29
Brihaye, J. 28
Brönnestam, R. 22, 34, 77
Broman, F. 57
Bromberger, L. 43

Bronsky, D. 79
Bücher, M. 18
Büchner, M. 29
Burtin, P. 35, 57, 80
Buscaino, V. M. 82
Büscher, Th. 42
Bustamante, V. 20

Canal, N. 42
Canelas, M. 80
Canova, G. F. 42
Carter, E. 9
Ceppellini, R. 19
Cevallos, W. 22
Chapman, L. 19, 35, 66
Christoni, G. 83
Cicvarek, Z. 29
Clausen, J. 34, 42, 66
Colonello, F. 66
Corridori, F. 77
Couran, P. 83
Courcon, J. 34
Cumings, N. 42, 77
Cseppento, J. 77

Dattner, B. 71
Decker, B. 43
Delank, H. W. 6, 13, 19, 27, 28, 42, 51, 66, 67, 71, 74, 77, 79, 80, 82, 83
Delkeskamp, A. 42
Delva, V. A. 28
Demanat, C. 66, 74
Demme, H. 9, 13, 51, 71, 74, 77, 79, 81, 82
Dempsey, E. W. 58
Dencker, S. J. 9, 19, 22, 34, 35, 67, 74, 77
Diamond, L. K. 19
Dillmann, A. 42
Dirschel, W. 42
Dubin, A. 79
Duensing, F. 13
Dussik, K. T. 83

Ederle, W. 9, 28
Eichhorn, O. 58
Engel, W. 66
Engelhardt-Gölkel, A. 42
Engelmann, G. J. 42, 66, 74
Eriksen, N. 26
Erlea, S. 28
Eskuchen, H. 51
Esselier, A. F. 51
Esser, H. 19, 51, 66
Ewerbeck, H. 19, 20

Fabing, H. D. 83
Fanconi, G. 51, 66
Farr, A. L. 9
Fauvert, R. 35
Fekas, L. 66, 80
Ferencz, P. 14, 66
Feudell, P. 58
Fialik, Z. 29
Fiebrand, H. 83
Fischer, R. 27
Fleisher, G. A. 42
Floden, C. H. 71
Fog, T. 26, 74
Foldstein, N. P. 74
Forster, G. 51
Fournier, E. 22, 66, 77
Fowler, D. B. 83
Franklin, E. C. 34
Frantzen, A. 26
Frantzen, E. 26
Frattola, L. 42
Frenger, W. 35
Freund, J. 35
Frick, E. 6, 19, 22, 23, 34, 35, 42, 51, 58, 66, 72, 74, 79, 80
Fromm, G. 71, 72
Führ, J. 9

Gabsch, H. 29
Gaff, C. 28
Gavrilesco, A. 34
Geinert, F. 19, 58

Gellhorn, A. 77
Gerald, P. S. 19
Gerhard, W. 42
Gershenfeld, H. 58
Gervais, P. 22, 66, 77
Giuliani, V. 58
Gleiss, J. 9
Götz, H. 6, 34, 35
Golysch, N. N. 6, 66
Gordon, A. 19
Grabar, P. 19, 35, 58
Grandonico, F. 58
Grassmann, W. 19
Graves, E. W. 83
Green, J. B. 42, 79
Greenberg, D. U. 6
Greenspan, E. M. 77
Gregory, K. F. 42
Griess, G. 19, 58, 67
Grönwall, A. 23

Habeck, D. 13, 14, 19, 42, 51, 58, 66, 72, 74, 77, 79, 80, 81, 82, 83
Hain, R. F. 42
Hallmann, L. 9
Hannig, K. 19
Hanzal, F. 29
Hartmann, L. 35
Heepe, F. 9
Heinzler, F. 19, 26, 51
Heitmann, R. 43, 66
Heitmann, A. 74
Hellbrügge, Th. 66
Helm, van der, H. J. 20, 42, 66, 77
Helmchen, H. 58
Hemmer, R. 81
Heremans, J. F. 35, 66, 74
Hermann, B. 77
Hess, W. C. 22
Hesselvik, L. 19
Hillion, P. 23, 34
Hill, H. 72
Himwich, H. E. 83
Hinsberg, K. 9
Hinz, O. S. 9
Hippius, H. 71, 72
Hirschberg, E. 77
Hochwald, G. M. 35
Holley, H. C. 58
Homolka, J. 29
Hopfensberger, H. 6, 35
Howe, P. E. 10

Huidobro-Tech, G. 18
Hulanike, K. 66, 72
Humoller, F. L. 43
Hurwitz, L. J. 19, 35, 66

Ivers, R. R. 74
Izikowitz, S. 9

Jahnke, K. 6, 26
Jakob, W. 26
Jakoby, R. K. 66
Janz, H. 10
Jecek, P. 66, 79
Jenner, F. A. 83
Jensen, K. 80
Jensen, R. 26
Johnsdottir, K. 74
Jonasescu, V. 66

Kabat, E. A. 19
Kafka, V. 9, 10, 51, 58, 77, 82
Kaiser, H. 27
Kalk, H. 42
Kandal, P. 51
Kaplitz, D. 79
Kappeler, R. 26
Karcher, D. 19, 23, 42, 43, 66, 67, 74, 75, 83
Karte, H. 9
Kazmeier, F. 6
Kehrer, H. E. 79
Keil, B. 19
Kerry, R. J. 83
Kirkeby, H. 42
Kistler, G. 42
Klein, F. 42, 66
Klimke, W. 9
Klingmüller, V. 42
Knauff, H. G. 6
Koch, H. 9
Köiw, E. 23
Krause, K. 83
Krebs, A. 26
Krimm, S. 28
Krøgsgaard, A. 66, 79
Kruppa, H. 19
Krýsa, J. 42, 79, 81
Kuenzer, W. 19
Kunkel, H. G. 19, 22
Kunze, J. 72
Kutt, H. 19, 35, 66

Laciga, Z. 82
Lambrecht, E. 9

Landow, H. 19
Lang, B. 6, 77, 79, 82
Lange, C. 13
Lajtha, A. 58
Laterre, E. C. 35, 66, 74
Lavitola, G. V. 58
Lee, J. M. 66
Lending, M. 42
Lewin, A. J. 23, 34
Lindemeyer, E. 9
Lipselt, M. N. 42
Löser, R. 43, 66
Lötscher, P. 66
Lowenthal, A. 19, 23, 42, 43, 66, 72, 74, 75, 83
Lowry, O. H. 9
Lüthy, F. 19, 51
Lumbsden, C. E. 66, 77

Mac Dermott, K. 35
Mac Dowell, F. 19, 35, 66
Mac Geachin, R. L. 42
Mac Guckin, W. F. 74
Mac Kenzie, B. F. 74
MacLane, J. E. 83
Machetanz, E. 66, 67
Machula, F. 82
Mackay, J. R. 26
Madeddu, A. 82, 83
Märki, H. H. 6, 26, 35, 51
Maier, K. H. 19
Maio, de, D. 82, 83
Majka, F. A. 43
Makarov, A. J. 22, 66, 77
Mann, St. A. 42, 82
Marawski, K. 79
Marguth, F. 67
Markert, C. L. 42
Matiar-Vahar, H. 9, 19, 51, 58, 67, 72
Mathes, U. 19
Matzelt, D. 19
Mayer, M. M. 72
Mayer, J. 42, 79, 81
Mestern, J. 42
Meyer, J. B. 75
Meyer-Rahn, J. 72
Mies, H. J. 19
Mikula, F. 77, 79, 82
Mikula, F. u. M. 79
Miller, J. L. 72
Möller, F. 42
Moeschlin, S. 51
Mojtis, J. 29
Molinski, H. 19

Motulski, A. G. 26
Moore, D. H. 19
Müller-Eberhard, U. 19
Mumenthaler, H. 10

Nelson, R. A. 72
Neurath, H. 72
Nöller, H. G. 19
Nutter, J. 42

O'Doherty, D. 87
Oldenwurtel, H. A. 42, 79
Oldershausen, v. H. F. 19, 58, 67
Oppitz-Specht, G. 42
Oriol-Bosch, A. 19
Orlowski, M. 66, 74
Ortraudel, F. 20
Osnos, M. 77
Ostermann, E. 80
Otten, J. 84

Papadopoulos, M. M. 22, 83
Park, J. K. 66, 68
Pasquale, de, N. 42, 82
Paterson, R. 42, 82
Pedersen, K. O. 26
Pépin, B. 80
Pert, J. H. 19, 35
Perry, T. L. 6
Peter, A. 74, 79
Pette, D. 19, 35, 51
Pfleiderer, G. 20, 42, 43
Pieper, J. 19
Plückthun, H. 10, 19
Plum, C. M. 74
Poetschke, G. 67
Preč, A. 42, 79, 81
Press, E. M. 26
Pruckner, F. 19
Pryd, H. 42

Quaade, F. 79
Quadbeck, G. 6, 58, 67, 77, 82

Raudall, R. J. 9
Rehm, O. 58
Reichard, P. 19
Reisberg, R. B. 42
Reynolds, J. M. 42
Robertis, de, E. D. P. 58
Roeder, F. 58
Rosebrough, N. J. 9
Ross, J. 6, 67

Rossi, G. 19, 67
Richter, D. 82
Richterich, R. 42
Riebeling, C. 13, 14, 67, 83
Rieder, H. P. 9, 28, 75
Rinkel, M. 83
Risio, de, C. 42, 77
Riva, G. 26
Rupprecht, A. 67, 79
Rymenant, van, M. 28, 74

Saifer, A. 80
Sakurada, S. 80, 83
Sallmann, V. 19
Samson, K. 9
Sande, van, M. 19, 23, 42, 43, 66, 67, 74, 75, 83
Sartori, S. 42
Sayk, J. 51, 58, 67, 72, 75, 77
Scardi, V. 51
Schaade, F. 66
Schafroth, P. 42
Schaltenbrand, G. 51, 58, 67
Schapira, K. 75
Scheid, K. F. 13, 19
Scheid, L. 13, 19
Scheid, W. 67, 72, 75, 79
Scheid-Seydel, L. 6, 19, 34, 66
Scheiffarth, F. 6, 34, 35
Scherzer, E. 79
Schimmelpfennig, G. W. 66
Schinko, H. 66, 75
Schlaich, P. 18
Schlamowitz, M. 42
Schmidt, C. 9, 51, 58, 67
Schmidt, E. 42, 43
Schmidt, F. W. 42, 43
Schmidt, H. 26, 72, 75
Schmidt, R. M. 6, 19, 51, 67, 72, 75, 77, 79, 80, 82, 83
Schmidt-Wittkamp, E. 67
Schneid, W. 13
Schneider, G. 10, 19, 67
Schönenberg, H. 6, 9, 13, 19, 51, 58, 67
Schönenberger, M. 6
Scholtan, W. 6, 26
Schrader, A. 42
Schrader, B. 27
Schürmann, H. 72

Schütz, G. 67
Schultze, H. E. 6
Schwick, G. 6
Schwuttke, G. 19
Sebesta, B. 19
Seydel, L. 6
Silverstein, A. 77
Skelly, E. 28
Slater, R. J. 22
Slatkin, M. H. 72
Slobody, L. B. 42
Solcher, H. 67
Spiegel-Adolf, M. 6, 43
Spieker, H. 27
Spina-Franca, A. 80
Spolter, H. 42, 75, 77
Spriggs, A. J. 51
Stammler, A. 43, 66, 67
Stanley, M. 80
Starnes, W. R. 58
Starr, A. 77
Stary, Z. 6
Steger, H. 79
Steger, J. 9, 19, 51, 75
Stein, W. 35
Steinbrecher, W. 67
Stevens, J. D. 43
Stewart, R. D. 28
Stuhlfauth, U. 42
Suchenwirth, R. 67
Südhoff, H. 19
Sümegi, G. 14
Sutherland, G. 27
Svedberg, Th. 26
Svennilson, E. 35, 74, 77
Swahn, B. 22, 34, 35, 67, 77
Sycheva, N. G. 66
Szass, G. 67
Szajbel, W. 79

Taccone, G. 67
Tagliabue, G. 77
Takase, M. 83
Talavico, M. 58
Tamm, J. 19
Tanaka, Z. 83
Tanner, G. 27
Tepe, H. J. 14
Terao, T. 6, 80
Thompson, H. G. 43, 75, 77
Thorbecke, A. J. 35
Thum, J. M. 19
Tiselius, A. 20
Touraine, A. 72
Tourtelotte, W. W. 22

Towarek, J. 79
Tschabitscher, H. 75
Tusziewisz, M. 35
Tyler, H. R. 43

Ulloa, A. 58
Uriel, J. 34, 80
Ursing, B. 35, 67

Voggel, K. 19
Voigt, K. D. 19
Volk, B. W. 80
Volkin, E. 72
Volwiler, W. 26

Wachsmuth, E. D. 42
Wakin, U. G. 42

Wald, F. 58
Wald, J. 79
Wallenius, G. 19
Weber, J. 13
Weise, H. J. 51
Wende, S. 72
Wesselmann, E. 20
Wieland, Th. 20, 43
Wieme, R. J. 20, 43
Wildhirt, E. 42, 43
Williams, C. A. 19, 34, 35
Wislocki, G. B. 58
Wodnik, D. 79
Wolf, J. 19
Wood, D. 27
Woratz, G. 58
Wroblewski, F. 42, 43

Wroblewski, R. 43
Wüthrich, R. 9, 75
Wuhrmann, F. 6, 26, 35, 51
Wunderly, U. 20, 23
Wymeersch, van, H. 23, 67

Yordanov, B. J. 51

Zadunaiski, J. A. 58
Zappoli, R. 83
Zeh, W. 72
Zellweger, H. 67
Zondag, H. A. 42, 66
Zuaade, F. 66
Zuman, P. 29
Zurlo, A. 58

Sachverzeichnis

Absorptionsspektroskopie 26
Albumin 12, 17, 23, 32, 47
– Vermehrung 46, 59
– Verminderung 69
Aliquorrhoe 53
Alpha-Globulin 16, 22, 23, 32, 49, 54
– 1-Globulin 32, 46, 59
– 2-Globulin 32, 66
– 1-Glykoproteid 22, 23, 32, 59, 61, 63
– 2-Glykoproteid 22, 23, 76
– 2-Haptoglobin 4, 32
– 1-Lipoproteid 5, 20, 32
– 2-Lipoproteid 5
– 2-Makroglobulin 4, 32, 34, 61
– 1-Seromucoid 4, 32
Aminosäuren 3, 26

Benzoe-Harz-Reaktion 12
Beta-Globulin 12, 16, 22, 32, 46, 50, 54, 57
– 1-Globulin 32
– 2-Globulin 32
– 1_A-Globulin 33
– 1_C-Globulin 33
– trace Globulin 31
– 2_A-Globulin 33
– 2_B-Globulin 33
– 2_M-Globulin 33
– -Glykoproteid 22, 23, 76
– -Lipoproteid 5, 20, 60, 61, 63, 76
Biuret-Methode 7
Blut-Liquor-Schranke 5, 25, 29, 41, 54, 56, 57, 75

Carter, Methode nach 7
Chromatographie 3
Coeruloplasmin 32
C-reaktives Protein 45, 56, 60
Cu-Folin-Methode 8

Denaturierung von Liquoreiweiß 15, 28
Dissoziationssyndrome
– globulino-kolloide Dissoziation 49, 65, 73
– kolloide Dissoziation 12, 49, 78
– kolloido-proteinische Dissoziation 49, 63, 72

– proteino-zytologische Dissoziation 47, 63, 65, 75
– zyto-proteinische Dissoziation 48
Dünnschichtchromatographie 74
Dysproteinämie 45
Dysproteinose im Liquor bei
– Alkoholdelir 83
– cerebrovasculären Erkrankungen 29, 77
– degenerativen Erkrankungen 50, 79
– Enzephalitiden 62, 63
– Encephalitis disseminata 72
– Enzephalomalacien 78
– hirnorganischen Anfällen 50, 81
– Meningitiden 48, 50, 60, 61
– Myelitiden 48, 64
– neuroluischen Erkrankungen 50, 67
– Psychosen 50, 82
– traumatogenen Erkrankungen des ZNS 50, 80
– Tumoren 75

Ederle, Methode nach 7
Elektrophorese 14, 24
  Agar – 17, 63, 70, 73
  Faden – 18
  freie – 15
  Hochspannungs – 18
  Immuno – 25, 29, 56
  Membranfolien – 18
  Papier – 15
  Stärkegel – 18
Eiweißquotient siehe Kafka-Quotient
Einengungsmethoden 14, 15
Enzymproteine 29, 35 ff., 58, 59, 74, 76
Euproteinose, im Liquor 44
Euproteinämie 44

Fibrinogen 34
Führ-Hinz, Methode nach 7

Gamma-Globulin 12, 16, 22, 33, 34, 46, 49, 50, 56, 59, 70
– 1_A-Globulin 33, 61, 70, 73
– 2_A-Globulin 33

Sachverzeichnis

Gamma-1$_M$-Globulin 33, 34, 56, 61, 70
– 1$_E$-Globulin 73
– 1$_C$-Globulin 73
– trace Globulin 31
Gesamt-Eiweiß-Gehalt 6, 8, 16, 21, 23, 72
– – Vermehrung 45, 48, 53, 59, 72, 75
– – Verminderung 8, 44, 45, 52, 81
Glykoproteide 4, 5, 22, 27, 29
Goldsolreaktion 10, 56
*Guillain-Barré*sches Syndrom 47, 48, 65

Hämorrhagisches Liquorsyndrom 57
Heepe, Methode nach 7
*Heller*sche Ringprobe 7
Heteroproteinose 45
Hexosamine 4, 59, 83
Hirnschrankensystem 47, 54, 55, 56
Hyperproteinose
  siehe Gesamt-Eiweiß-Vermehrung
Hypoproteinose
  siehe Gesamt-Eiweiß-Verminderung

Infrarot-Spektroskopie 27
Isoenzyme 39ff., 60, 74

Kafka, Methode nach 7
– Quotient 9, 10, 45
Kolorimetrische Methoden 7
Kolloidreaktionen 10, 46, 48, 49, 50, 56, 71
Kompressionssyndrom 53, 75
Kreuzungsphänomen nach *Fanconi* 61

Latex-Fixations-Test 56
Lipoproteide 4, 5, 20, 29
Liquor-Produktion 48, 51
– Resorption 52, 53
– Sekretion 52, 54

Makroglobuline 25
Mastix-Reaktion 11
Mikro-Kjeldahl-Methode nach *Abelin* 7
Mischpherogramm 48, 53, 56, 62, 65
Mucoproteide 4, 22, 76

Nephelometrische Methoden 7
Neuraminidase 4, 33
Neuraminsäure 4, 32, 33, 59, 74, 83
Nissl, Methode nach 7
Nonne-Apelt-Schumann-Reaktion 6

Orosomucoid 32

Pandy-Reaktion 6
Paraproteine 25, 45
Permeabilitätsstörung (siehe Hirnschrankensystem)
Phospholipide 5
Polarographie 28
Polysaccharide (proteingebunden) im Liquor 22, 74, 79, 81
Präalbumin 4, 16, 22, 25, 32, 46, 52, 54, 59, 60, 81

Qualitative Methoden (der Eiweißbestimmung) 6, 28
Quantitative Methoden (der Eiweißbestimmung) 7, 28
Quotient (Eiweiß-) siehe *Kafka*-Quotient

Reduktionszeit 13, 15

Salzsäure-Collargol-Reaktion 12, 49. 61, 63, 78
Sialinsäure (siehe Neuraminsäure)
Siderophilin (siehe Transferrin)
Sperrliquor 53, 75
Spirochäten-Antikörper (siehe TPI-Test)
Steger, Methode nach 7

Tau-Fraktion 16, 32
Totalproteingehalt (siehe Gesamt-Eiweiß-Gehalt)
Transferrin 4, 32, 33, 34, 50, 78, 79
Treponema-Pallidum-Immobilisierungstest (TPI-Test) 68, 70

Ultrazentrifuge 5, 24, 32
U-V-Spektroskopie 26

V-Fraktion (siehe Präalbumin)
Ventrikelliquor 16, 54
Volumetrische Methoden 7

Wassermann-Reaktion 67, 68, 70
Weichbrodt-Reaktion 7

X-Fraktion (siehe Präalbumin)
Xanthochromie 57

Zerebrogenese der Liquoreiweißkörper 5, 29, 41, 58, 73
Zisternenliquor 16

Parasitologie – die Grundlagenwissenschaft zur Erforschung vieler Infektionskrankheiten:

Klinik parasitärer Erkrankungen
Askariden, Oxyuren, Trichozephalen, Taenien, Echinokokken

Von Prof. Dr. R. Schubert (Nürnberg) und Dr. H. Fischer (Tübingen)
(Medizinische Praxis, Band 39)
VIII, 212 Seiten, 73 Abb., 14 Tab. 1959. Ganzln. DM 41,—

Das Buch bringt nicht nur für den Arzt wichtige Hinweise, sondern ist auch für den Parasitologen ein brauchbares Nachschlagewerk über die klinischen Erscheinungen der menschlichen Helminthosen.

Angewandte Parasitologie

Grundlagen der Insektenpathologie
Viren-, Rickettsien- und Bakterieninfektionen

Von Dr. A. Krieg (Darmstadt)
(Wissenschaftliche Forschungsberichte, Band 69)
XX, 304 Seiten, 33 Abb., 3 Schemata, 6 Tab. 1961. Ganzln. DM 65,—

... es ist zweifellos gelungen, den Brückenschlag zwischen den Disziplinen der Naturwissenschaft und der Medizin herbeizuführen ... Die Übersichtlichkeit des Werkes, die Kürze des Ausdrucks und die sorgfältige Sammlung der Literatur sind lobend hervorzuheben. Das Buch wird jedem, der sich mit diesem Grenzgebiet auseinanderzusetzen hat, ein willkommener Ratgeber sein.

Zentralblatt für Veterinärmedizin

DR. DIETRICH STEINKOPFF VERLAG · DARMSTADT

Fortschritte der Immunitätsforschung

Herausgegeben von Prof. Dr. H. Schmidt, Wabern b. Bern

Bisher erschienene Bände:

Band 1 **Die Konglutination - Das Komplement**
Von Prof. Dr. H. Schmidt, Wabern b. Bern
XII, 124 Seiten, 8 Abb., 2 Schemata und 12 Tab. 1959. Karton. DM 20,-

Band 2 **Das Properdin**
Von Prof. Dr. H. Schmidt, Wabern b. Bern
XII, 150 Seiten, 15 Abb. und 19 Tab. 1959. Karton. DM 28,-

Band 3 **Immunohämatologie**
Von Prof. Dr. F. Scheiffarth und Dr. W. Frenger, Erlangen
XV, 176 Seiten, 34 Abb., 4 Schemata und 13 Tab. 1961. Karton. DM 36,-

Band 4 **Das Serumeiweißbild der entzündlichen Nierenerkrankungen und seine Beziehungen zu Pathogenese, Pathophysiologie und Klinik**
Von Prof. Dr. K. O. Vorlaender, Bonn
XII, 87 Seiten, 18 Abb., 2 Schemata. 1962. Karton. DM 20,-

Band 5 **Das C-reaktive Protein**
Von Dr. G. Schwarz, Heidelberg
XII, 68 Seiten, 16 Abb. und 1 Tab. 1963. Karton. 18,-

Die Sammlung wird fortgesetzt. Kostenloser Sammelprospekt steht zur Verfügung.

Fortschritte der Serologie

Von Prof. Dr. H. Schmidt, Wabern b. Bern
2. Auflage. XXIV, 1114 Seiten, 87 Abb. 1955. Kunstleder DM 150,-

Viruskrankheiten des Menschen

unter besonderer Berücksichtigung der experimentellen Forschungsergebnisse
Von Prof. Dr. E. Haagen, Berlin

In 2 Bänden. – Das Werk erscheint in einzelnen Lieferungen zu je ca. 6 Druckbogen. Der Subskriptionspreis beträgt pro Lieferung DM 24,–. Band 1 umfaßt die Lieferungen 1–11. Zur Zeit erscheint Band 2. Die Subskriptionsfrist erlischt mit Ausgabe der letzten Lieferung des Gesamtwerkes.

Sonderprospekte werden Interessenten gern geliefert.

DR. DIETRICH STEINKOPFF VERLAG · DARMSTADT

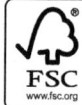

MIX
Papier aus verantwortungsvollen Quellen
Paper from responsible sources
FSC® C105338

If you have any concerns about our products,
you can contact us on
ProductSafety@springernature.com

In case Publisher is established outside the EU,
the EU authorized representative is:
Springer Nature Customer Service Center GmbH
Europaplatz 3, 69115 Heidelberg, Germany

Printed by Libri Plureos GmbH
in Hamburg, Germany